D1933760

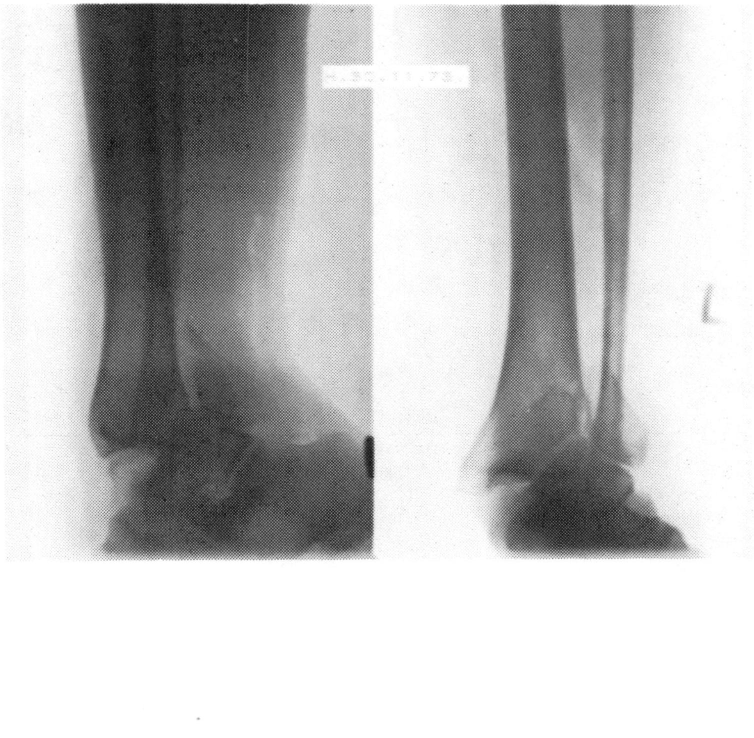

Claus-Dieter Gleitz
Joachim Freihorst

Antwortkatalog Radiologie

nach dem Gegenstandskatalog 2 (2. Aufl.)
mit Original-Prüfungsfragen
und kommentierten Antworten

Verlag Jungjohann · Heidelberg

Dipl. Phys., cand. med. Joachim Freihorst
Annenstr. 12, 3000 Hannover
(Kapitel 2 und 4)

Dipl. Phys., cand. med. Claus-Dieter Gleitz
Am Sauerwinkel 23, 3000 Hannover
(Kapitel 1, 3, 5 und 6)

Alle Rechte vorbehalten

1. Auflage Oktober 1979

Nach dem Urheberrechtsgesetz vom 9. Sept. 1965 in der Fassung vom 10. November 1972 ist die Vervielfältigung oder Übertragung urheberrechtlich geschützer Werke nicht gestattet. Dieses Verbot erstreckt sich auch auf die Vervielfältigung für Zwecke der Unterrichtsgestaltung – mit Ausnahme der in den §§ 53, 54 URG ausdrücklich genannten Sonderfälle –, wenn nicht die Einwilligung des Herausgebers vorher eingeholt wurde. Als Vervielfältigung gelten alle Verfahren einschließlich der Fotokopie, der Übertragung auf Matrizen, der Speicherung auf Bändern, Platten, Transparenten und anderen Medien.
Wie allgemein üblich, wurden Warenzeichen bzw. geschützte Namen (z.B. bei Pharmapräparaten) nicht besonders gekennzeichnet.

Copyright 1979 Dr. med. H. Jungjohann, 7107 Neckarsulm

Druck: Heidelberger Reprographie A. Grosch, Seestr. 72, 6901 Eppelheim-Heidelberg
Vertrieb: Gg. Lingenbrink (Libri), Postfach 3584, 6000 Frankfurt/Main

VORWORT

In diesem Begleittext zum Gegenstandskatalog haben wir versucht, den Stoff der Radiologie für den 1. Teil der ärztlichen Prüfung kurz und prägnant darzustellen. Wir haben uns auch bei diesem Buch von den bisher gestellten Fragen leiten lassen und die prüfungsrelevanten Gebiete ausführlicher dargestellt, die weniger gefragten Lernziele dagegen gestrafft.
Wir hoffen, daß der Text eine optimale Vorbereitung auf die Prüfung erlaubt, daneben aber auch einige wichtige Fakten und Grundlagen für die klinische Praxis vermittelt. Dieses Buch soll und kann natürlich keinen Kurs oder Lehrbuch der klinischen Radiologie ersetzen. Dies ist schon wegen des fehlenden Bildmaterials nicht möglich.
Die Kommentare zu den Original-Fragen dienen dazu, den Stoff zu vervollständigen und sind somit als Einheit mit dem Text zu sehen. Die Zusammenfassungen am Ende der Kapitel geben eine Übersicht über das notwendigste Prüfungswissen.
Wir möchten uns an dieser Stelle bei den Herren Dr.med. Dipl. Ing. D.P. Pretschner (Abteilung Nuklearmedizin und spezielle Biophysik der MH Hannover, Prof. Dr. H. Hundeshagen) und Dr. rer. nat. C. Bunnenberg (Institut für Strahlenbotanik der GSF) für wertvolle Hinweise und Anregungen bedanken.

Hannover, im Juli 1979

J. Freihorst
C.-D. Gleitz

INHALTSVERZEICHNIS

1 PHYSIKALISCHE GRUNDLAGEN

1.1 Entstehung und Eigenschaften ionisierender Strahlung*

1.1.1 Radioaktive Strahlenquellen, Radionuklide

Die Zahl der pro Zeiteinheit sich umwandelnden Atomkerne $-\frac{dN(t)}{dt}$ ist proportional zu der Zahl noch vorhandener Kerne N(t). In integrierter From stellt dieser Zusammenhang das *radioaktive Zerfallsgesetz* dar:

(1.1) $$N(t) = N_o \cdot e^{-\lambda t}$$

mit der anfangs vorhandenen Zahl von Atomkernen N_o und der Zerfallskonstanten λ, die mit der *Halbwertszeit* $t_{1/2}$ des Nuklids folgende Beziehung hat:

(1.2) $$t_{1/2} = \frac{\ln 2}{\lambda} \approx \frac{0{,}693}{\lambda} \quad .$$

Nach der Zeit $t_{1/2}$ ist jeweils die Hälfte der Kerne zerfallen. Die spontanen Kernumwandlungen radioaktiver Nuklide können auf verschiedene Arten erfolgen:

α-*Zerfall*: Ein relativ schwerer Kern ${}_{Z}^{N}A_1$ kann einen zweifach positiv geladenen Helium-Kern ${}_{2}^{4}He^{2+}$ (α-Teilchen) ausstoßen. N bezeichnet die Zahl der Nukleonen (Neutronenzahl + Protonenzahl). Z ist die Ordnungszahl des Elements, die mit der Protonenzahl identisch ist. Es entsteht ein Kern, der 2 Protonen und 2 Neutronen weniger hat

---

* siehe Gleitz/Freihorst; Physik für Mediziner nach dem GK 1 (2. Auflage), Jungjohann-Verlag, Heidelberg

$$^{N}_{Z}A_1 \longrightarrow {}^{N-4}_{Z-2}A_2 + {}^{4}_{2}He^{2+} \quad .$$

Die abgekürzte Schreibweise notiert die Zerfallsart mit der Energie der Strahlung in MeV (Megaelektronenvolt) in Klammern über dem Pfeil. Unter dem Pfeil wird die Halbwertszeit des Zerfalls angegeben. Für den α-Zerfall des Radiums mit einer Energie von 4,8 MeV und einer Halbwertszeit von 1600 a schreibt man demnach

$$^{226}_{88}Ra \xrightarrow[1600\ a]{\alpha(4,8)} {}^{222}_{86}Rn \quad .$$

Die entstehenden α-Teilchen haben diskrete Energien zwischen 2 und 9 MeV. Im weiteren Verlauf der Ra-Zerfallsreihe entsteht γ-Strahlung der Energie von 0,6 bis 2,2 MeV. (1 eV ist diejenige Energie, welche ein Elektron beim Durchlaufen einer Spannung von 1 V aufnimmt; 1 MeV = 10^6 eV = $1,6 \cdot 10^{-13}$ J).

β^--*Zerfall* (Negatronenzerfall): Hierbei wandelt sich ein Neutron n in ein Proton p^+ und ein Elektron e^- um ($n \rightarrow p^+ + e^- + \bar{\nu}$). Das Elektron wird aus dem Kern ausgestoßen und bildet die β-Strahlung. Zusätzlich entsteht ein Antineutrino $\bar{\nu}$, das für die medizinische Anwendung jedoch keine Rolle spielt

$$^{N}_{Z}A_1 \longrightarrow {}^{N}_{Z+1}A_2 + e^- + \bar{\nu}$$

Die Betastrahlung besitzt keine einheitliche Energie sondern ein Spektrum mit einer Maximalenergie E_{max}, da auch das Antineutrino einen Teil der Energie aufnimmt. Als Beispiel sei der Zerfall von ^{45}Ca genannt:

$$^{45}_{20}Ca \xrightarrow[153\ d]{\beta^-(0,25)} {}^{45}_{21}Sc \quad .$$

Die maximale Elektronenergie beim β-Zerfall liegt zwischen 20 keV und einigen MeV.

β^+-*Zerfall* (Positronenzerfall): Im Atomkern wandelt sich ein Proton in ein Neutron und ein Positron e^+ um. Dabei entsteht noch ein Neutrino ν.

$$^{N}_{Z}A_1 \longrightarrow {}^{N}_{Z-1}A_2 + e^+ + \nu \ .$$

Für die Energieverteilung der Positronen (β^+-Strahlung) gilt das gleiche wie für die β^--Strahlung. Die Positronen vereinigen sich sehr schnell mit einem Elektron. Dabei werden zwei γ-Quanten mit einer Energie von jeweils 0,511 MeV in entgegengesetzte Richtung ausgesandt (*Vernichtungsstrahlung*, Kap. 1.2.1): $e^+ + e^- \longrightarrow \gamma + \gamma$. Die bei diesem Prozeß nach außen wirksame Strahlung ist also eine γ-Strahlung der Energie $E_\gamma = 0{,}511$ MeV.

$$^{11}_{6}C \xrightarrow[20\ \text{min}]{\beta^+(0,97)} {}^{11}_{5}B \ .$$

Kurzlebige β^+-Strahler für die nuklearmedizinische Diagnostik können in einem Zyklotron erzeugt werden.

Elektroneneinfang (electron capture, EC): er tritt oft konkurrierend zum β^+-Zerfall auf. Auch bei dieser Zerfallsart wandelt sich ein Proton in ein Neutron um. Dies wird jedoch durch Einfang eines Elektrons e_k^-, meistens aus der K-Schale (K-Einfang), erreicht: $p^+ + e_k^- \longrightarrow n + \nu$. Der Zerfallsprozeß durch Elektroneneinfang schreibt sich damit:

$$^{N}_{Z}A_1 \longrightarrow {}^{N}_{Z-1}A_2 + \nu \ .$$

Die Lücke in der K-Schale wird durch äußere Hüllenelektronen aufgefüllt. Dabei wird die *charakteristische Röntgenstrahlung* (Fluoreszenzstrahlung) des Folgenuklids $^{N}_{Z-1}A_2$ emittiert. Alternativ kann die durch den Rücksprung freiwerdende Energie auch auf ein äußeres Hüllenelektron übertragen werden, welches mit der entsprechenden Energie ausgestoßen wird (*Auger-Elektron*). Für die Berechnung von Körperdosen ist es also wichtig zu beachten, daß die Fluoreszenzausbeute meist weit unter 100% liegt und die Energie der Auger-Elektronen im Gegensatz zur γ-Strahlung meist völlig im Körper absorbiert wird.

$$^{201}_{81}Tl \xrightarrow[73\ \text{h}]{EC(0,08)} {}^{201}_{80}Hg$$

Isomerer Übergang: viele der aufgeführten Zerfälle führen zunächst zu *angeregten* Kernzuständen A*, die energiereicher als der Grundzustand des betreffenden Kerns sind. Der Übergang in den Grundzustand erfolgt meist sehr schnell (weniger als 10^{-9} s) und ist mit der Aussendung von energiereichen Photonen (γ-Strahlung) verbunden.

$$ {}^{N}_{Z}A_1^{*} \xrightarrow{\gamma} {}^{N}_{Z}A_1 \; . $$

Ein Beispiel für solch einen komplexen Vorgang ist der radioaktive Zerfall von ^{60}Co

$$ {}^{60}_{27}Co \xrightarrow[5{,}27\ a]{\beta^-(0{,}31);\ \gamma\ (1.17;1.33)} {}^{60}_{28}Ni \; . $$

Das Cobaltatom zerfällt primär durch β^--Zerfall. Es resultieren im wesentlichen zwei angeregte Zustände des Nickelkerns, von denen aus der Grundzustand erreicht wird. Das vereinfachte Kernniveauschema für diesen Zerfall zeigt Abbildung 1.1.

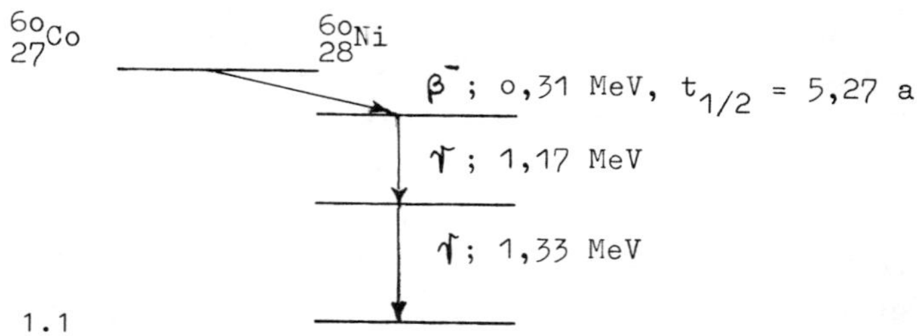

Abb. 1.1

In einigen Fällen hat der angeregte Zustand des Folgekerns eine Lebensdauer im Bereich von Stunden. Kerne in verschiedenen solcher langlebigen (*metastabilen* m) Zustände ${}^{Nm}_{Z}A_1$ nennt man *Isomere*. Der Übergang in den Grundzustand erfolgt wieder durch γ-Strahlung.

$$ {}^{Nm}_{Z}A_1 \xrightarrow{\gamma} {}^{N}_{Z}A_1 \; . $$

Gelingt es, das isomere Nuklid abzuspalten, so hat man einen reinen γ-Strahler kurzer Halbwertszeit zur Verfügung. Dies ist hinsichtlich der Strahlenbelastung der Patienten in der nuklearmedizinischen Diagnostik von großer Bedeutung. Ein wichtiges Beispiel ist ^{99m}Tc:

$$^{99}_{42}Mo \xrightarrow[6,65\,h]{\beta^-(1,23)} \, ^{99m}_{43}Tc \xrightarrow[6,0\,h]{\gamma(0,14)} \, ^{99}_{43}Tc \; .$$

Für die Abschätzung der Strahlenexposition ist es wichtig zu wissen, daß Isomere auch durch *innere Konversion* in den Grundzustand übergehen können. Die freiwerdende Energie wird einem Elektron aus der inneren Elektronenhülle übertragen. Diese Konversionselektronen haben diskrete Energien. Beim Auffüllen der Schalen wird wieder die charakteristische Röntgenstrahlung emittiert.

Ein *umschlossener* radioaktiver Stoff ist von einer allseits dichten, festen und inaktiven Hülle umgeben. Alle anderen radioaktiven Stoffe sind als *offen* anzusehen, insbesondere die in der nuklearmedizinischen Diagnostik verwendeten. Mit ihnen sind die Gefahren der *Kontamination* und *Inkorporation* verbunden. Deshalb bieten Radionuklide mit kurzer Halbwertszeit neben der geringen Strahlenexposition der Patienten auch Vorteile bei der Abfallbeseitigung und Dekontamination. In der Strahlentherapie möchte man hingegen Strahlenquellen haben, die ohne Auswechseln der Quelle über lange Zeit konstante Bestrahlungsbedingungen bieten. Hier sind also umschlossene Nuklide mit langer Halbwertszeit wie ^{226}Ra, ^{60}Co und ^{137}Cs angezeigt.

1.1.2 Röntgenanlagen

Die in einer Röntgenröhre erzeugte kontinuierliche Bremsstrahlung hat eine untere Grenzwellenlänge $\lambda_g = \frac{h \cdot c}{e \cdot U_a}$ und damit eine *obere Grenzenergie* E_{max}, die der Anodenspannung U_a direkt proportional ist: $E_{max} = \frac{Ua}{e}$. Die Intensität (spektrale Strahlungsleistung P_λ) der Röntgenstrahlung läßt sich auch durch Erhöhung des Anodenstromes I_a steigern (Abb. 1.2)

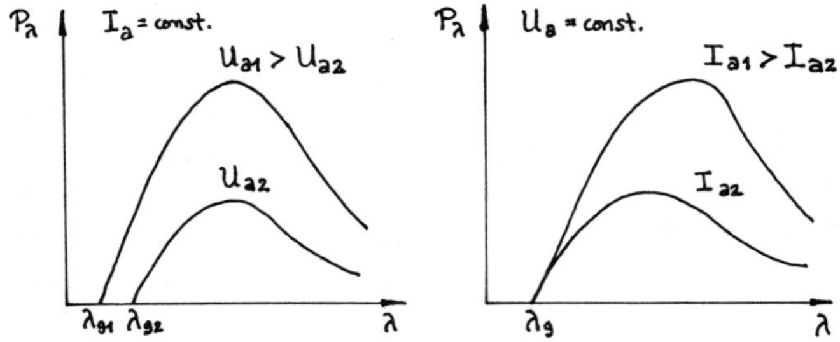

Abb. 1.2

Die benutzten Spannungsbereiche für die Anodenspannung U_a liegen in der Röntgendiagnostik zwischen 30 kV (Mammographie) und 150 kV (Lungenhartstrahlaufnahmen). In der Röntgentherapie liegen die Spannungen je nach Anwendungsgebiet höher (Kap. 6).

Da die niederenergetischen (weichen) Anteile des Röntgenspektrums schon in den obersten Gewebeschichten vollständig absorbiert werden, erzeugen sie eine Strahlenbelastung des Patienten, ohne jedoch zum Röntgenbild beizutragen. Deshalb werden diese weichen Energieanteile durch Einbringen von *Filtern* aus Al oder Cu abgeschwächt. Daraus resultiert eine Anhebung der *effektiven* (mittleren) Photonenenergie der Röntgenstrahlung. Abbildung 1.3 zeigt den Filtereinfluß auf das Energiespektrum der Strahlung.

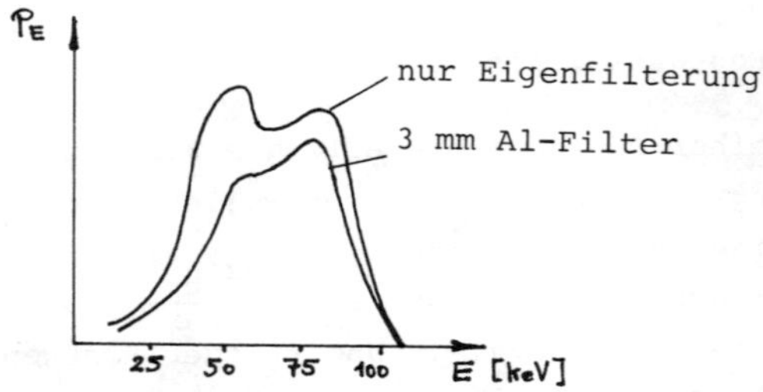

Abb. 1.3

Die Dosisleistung $\dot{D}$ an einem Ort im Strahlungsfeld ist bei sonst konstanten Bedingungen, speziell bei gleicher Röhrenspannung U_a, dem Röhrenstrom I_a proportional. Daraus folgt, daß die Dosis D an diesem Ort proportional dem Produkt aus I_a und der Einschaltzeit Δt ist:

$$D \sim I_a \cdot \Delta t \quad [mA \cdot s] .$$

Maßgeblich für die Strahlenexposition ist also das "Milliampèresekundenprodukt". Dies ist besonders bei länger dauernden Durchleuchtungen zu beachten.

Als *Nutzstrahlung* wird die im Nutzstrahlenbündel verlaufende Röntgenstrahlung bezeichnet. Sie dient dem beabsichtigten Zweck, etwa der Erzeugung eines Röntgenbildes. Das Nutzstrahlenbündel kann durch Blenden auf die eben notwendige Querschnittsfläche eingeengt werden (*Einblendung*). Durch die kleinere Fläche wird sowohl die Strahlenexposition des Patienten als auch die der Umgebung durch Verringerung der Streustrahlung herabgesetzt. *Streustrahlung* ist dabei jegliche Strahlung, die von Streukörpern wie Geräteteilen oder dem Patienten ausgeht. Sie in erster Linie führt zu der Strahlenexposition des Personals in der Röntgendiagnostik (Kap. 1.2.2 und 3.2). Unter *Gehäusedurchlaßstrahlung* versteht man primäre Röntgenstrahlung, die durch die Gehäuseummantelung der Röntgenröhre hindurchtritt. Die hierdurch bedingte Strahlenbelastung läßt sich durch genügenden Abstand von der Röhre sehr gering halten.

1.1.3 Gammafernbestrahlungsanlagen und Teilchenbeschleuniger

Langlebige *Gammastrahler* hoher Energie wie z.B. ^{60}Co eignen sich bei großem Abstand (ca. 1 m; *Teletherapie*) vom Bestrahlungsobjekt gut zur Strahlentherapie (Kap. 6.2). Von Bedeutung sind dabei die erreichbaren hohen Tiefendosen und der Hautschonungseffekt. Von den Teilchenbeschleunigern wird hauptsächlich das *Betatron* (Abb. 1.4a) in der Therapie eingesetzt.

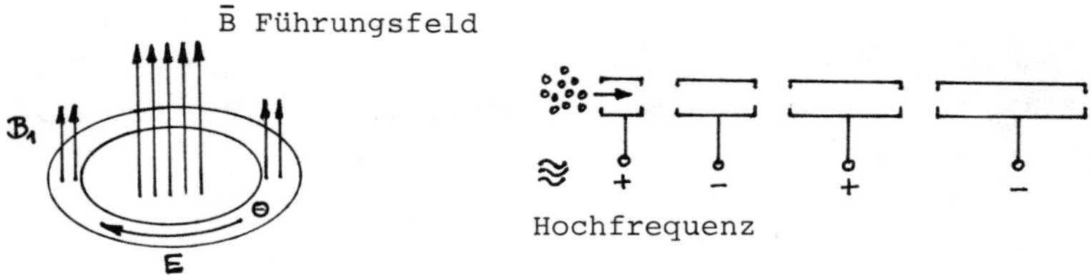

Abb. 1.4 (a) (b)

Die Elektronen werden nach dem Transformatorprinzip (variables Magnetfeld B) durch ein elektrisches Ringfeld E auf einer Kreisbahn beschleunigt. Sie erreichen Endenergien bis 45 MeV. In *Linearbeschleunigern* werden die Elektronen durch hochfrequente elektrische Felder in einer linearen Anordnung von Elektroden beschleunigt. Die Elektroden werden mit zunehmender Elektronenenergie länger (Abb. 1.4b). Die Entwicklung von Linearbeschleunigern für den medizinischen Bereich ist längst nicht abgeschlossen.

Das *Zyklotron* als weiterer Kreisbeschleuniger wird hauptsächlich zur Erzeugung kurzlebiger Radionuklide für die Nuklearmedizin benutzt. Die beschleunigten Protonen p oder Deuteronen d werden auf ein Targetelement geschossen. Das Teilchen wird unter Ausstoßung von Neutronen in den Kern eingelagert. Durch diesen (p,n)- bzw. (d,n)-Prozeß werden Elemente mit relativem Protonenüberschuß erzeugt, die meist unter *Positronenaussendung* mir kurzer Halbwertszeit zerfallen. Ein Beispiel in abgekürzter Schreibweise ist der Deuteronenbeschuß von ^{10}B. Es entsteht ^{11}C ($t_{1/2}$ = 20,3 min).

$$^{10}_{5}B\ (d,n)\ ^{11}_{6}C \quad .$$

Die technische Herstellung anderer, für die Medizin wichtiger Radionuklide kann durch Neutronenbeschuß des entsprechenden Elements im Kernreaktor erfolgen. Wird dabei ein γ-Quant ausgesandt, so spricht man von einem (n,γ)-Prozeß.

$$^{59}_{27}Co\ (n,\gamma)\ ^{60}_{27}Co \quad .$$

1.2 Wechselwirkung von Strahlung und Materie

1.2.1 Wechselwirkung geladener Teilchen

Ionisierende Strahlung ist in der Lage, in Materie *Stoßionisationen* hervorzurufen. Man unterscheidet *direkt* ionisierende Strahlung (geladene Teilchen wie Elektronen oder Protonen) und *indirekt* ionisierende Strahlung (Photonenstrahlung oder Neutronen), die im Gegensatz zur ersteren keine definierte Reichweite in Materie hat und dem Schwächungsgesetz genügt (Kap. 1.2.2).

Trifft ein geladenes Teilchen auf ein Atom A, so kommt es stets zu einem Energieverlust des Teilchens durch einen der folgenden Wechselwirkungsprozesse:

Anregung und Ionisation: reicht die Energie des auftreffenden Teilchens aus, ein Elektron aus der Atomhülle herauszuschlagen, so spricht man von *Ionisation*. Dabei entsteht ein *Ionenpaar* (positives Ion und freies Elektron)

$$A \longrightarrow A^+ + e^- .$$

Ist die Energie des geladenen Teilchens kleiner als die Ionisationsenergie des Atoms, kann ein Hüllenelektron nicht mehr abgelöst sondern nur noch auf ein höheres Energieniveau A* angehoben werden. Hier findet eine *Anregung* des getroffenen Atoms A statt. In der Folge dieser beiden Prozesse kann es zur Erzeugung von freien *Radikalen* oder der *Dissoziation* von Molekülen (z.B. Wasser) kommen. Dies ist für die biologische Strahlenwirkung von Bedeutung.

Elastische Streuung: durch Energieaustausch mit dem gestoßenen Atom wird nur Richtung und Geschwindigkeit der Stoßpartner geändert. So werden z.B. Elektronen in Materie aus der ursprünglichen Richtung herausgestreut.

Inelastische Streuung: sie wird bei der Ablenkung eines Elektrons im elektrischen Feld eines Atomkerns beobachtet. Das inelastisch gestreute Elektron hat eine niedrigere Energie.

Die Differenzenergie wird als *Röntgenbremsstrahlung* abgegeben. Die Maximalenergie des Bremsspektrums (Kap. 1.1.2) wird erreicht, wenn das Elektron in einem Elementarprozeß vollständig zur Ruhe kommt und dabei seine ganze kinetische Energie verliert.

Die *Reichweite* R* [cm] geladener Teilchen hängt von der Dichte ρ [$g \cdot cm^{-3}$] des Materials und der Energie der Teilchen ab. Gibt man die Reichweite als *Flächendichte* $R = \rho \cdot R^*$ [$g \cdot cm^{-2}$] an, so gilt *unabhängig* vom Material annähernd ein linearer Zusammenhang zwischen R und der Anfangsenergie E der Teilchen.

E MeV	0,3	1	10
R cm in Wasser	0,1	0,4	5
R cm in Luft	80	300	1000

Teilchen von einigen MeV Energien haben durch ihre hohe Ionisationsdichte Reichweiten von höchstens 0,1 mm in Wasser.

1.2.2 Wechselwirkungen von Photonen

Es lassen sich verschiedene Wechselwirkungen von Röntgen- oder γ-Strahlung mit Materie unterscheiden:

Photoeffekt: das Photon überträgt seine gesamte Energie einem Hüllenelektron, das mit einer kinetischen Energie aus dem Atom austritt, die gleich der Differenz zwischen Photonenenergie und Bindungsenergie ist. Die Auslösung von Elektronen aus der inneren Atomhülle erfordert eine höhere Energie. Beim Auffüllen der inneren Schale wird wiederum die charakteristische Röntgenstrahlung emittiert. Die erzeugten freien Elektronen verhalten sich wie direkt ionisierende Elektronenstrahlung ohne Vorzugsrichtung.

Der Photoeffekt, beschrieben durch den *Photoabsorptionskoeffizienten* τ, macht den Hauptteil des Energieverlustes bei niedrigen Photonenenergien aus. Bei schweren Materialien (Betonabschirmungen, Bleiwände) ist er bis zu höheren Energien hin dominierend.

Comptoneffekt: das Photon überträgt nur einen Teil seiner Energie auf ein Elektron der äußeren Atomhülle (Abb. 1.5a). Die Restenergie verbleibt dem Photon, das damit niederenergetischer (weicher) wird. Zusätzlich wird die Richtung des Photons geändert. Diese Comptonstreuung, gekennzeichnet durch den *Comptonstreukoeffizienten* σ_c, besitzt ihre maximale Intensität im Bereich von 50 keV bis 1 MeV. Bei höheren Energien ist die Streustrahlung mehr vorwärts gerichtet (Abb. 1.5b).

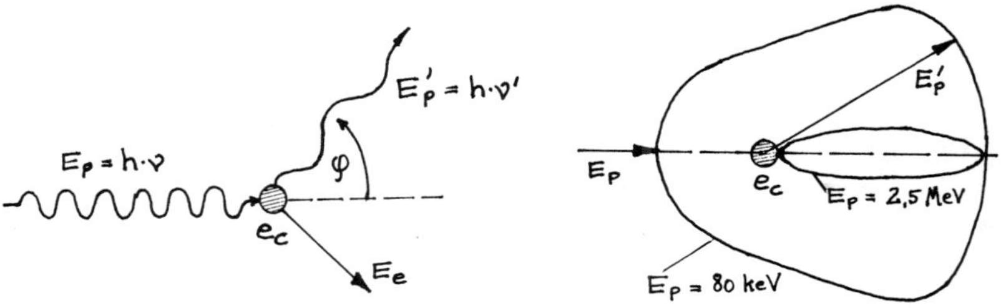

Abb. 1.5 (a) (b)

Mit zunehmender Primärenergie E_p des Photons wird gleichzeitig der auf das Comptonelektron e_c übertragene Energieanteil, beschrieben durch den *Comptonabsorptionskoeffizienten* η_c, bis zu einer Energie von $E_p \approx 10$ MeV immer größer. Die Energie dieser Comptonelektronen wird fast vollständig im Körper absorbiert. Der Comptoneffekt ist der wichtigste Wechselwirkungsprozeß im Energiebereich zwischen 100 keV und 10 MeV, vornehmlich bei leichtatomigen Stoffen wie z.B. Körpergewebe.

Paarbildung: Photonen mit einer Energie über 1,02 MeV können sich in der Nähe eines Atomkerns in ein Positron e^+ und ein Elektron e^- umwandeln. Diese beiden Teilchen geben ihre Energie in unmittelbarer Nähe des Entstehungsortes ab. Die Energieabsorption durch Paarbildung, beschrieben durch den *Paarbildungskoeffizienten* π, ist dominierend im Energiebereich über

10 MeV. Das zur Ruhe gekommene Positron zerstrahlt mit einem Elektron zu zwei γ-Quanten von jeweils 0,511 MeV Energie (Vernichtungsstrahlung).

Kohärente Streuung: hier besteht die Wechselwirkung zwischen Photon und Atom lediglich in einer Richtungsänderung des Photons ohne Energieübertragung. Das Photon behält seine ursprüngliche Energie bei. Die kohärente (klassische) Streuung macht sich besonders im Energiebereich bis 50 keV bemerkbar. Gekennzeichnet wird dieser Prozeß durch den *Streukoeffizienten für kohärente Streuung* σ_k.

Schließlich können durch Bestrahlung von Materie mit hochenergetischer elektromagnetischer Strahlung (γ-Strahlung) *Kernreaktionen* wie z.B. (γ,n)-Prozesse ausgelöst werden.

Die Schwächung von Photonenstrahlung beim Durchgang durch Materie kommt durch die Überlagerung der oben genannten Prozesse zustande. Beschrieben wird die Schwächung durch den *linearen Schwächungskoeffizienten* μ, der sich als die Summe der Wahrscheinlichkeiten für Streuung (Streukoeffizient σ) und Absorption (Absorptionskoeffizient η) darstellt:

$$\mu = \sigma + \eta$$

dabei lassen sich $\sigma = \sigma_k + \sigma_c$

und $\eta = \tau + \eta_c + \pi$

mit den oben definierten Größen noch weiter aufteilen. Der Schwächungskoeffizient μ hängt von der Energie E der Strahlung und der Art der durchstrahlten Materie ab. Um Materialien verschiedener Dichte ρ vergleichbar zu machen, definiert man den Massenschwächungskoeffizienten $\frac{\mu}{\rho}$. Entsprechend wird der Massenabsorptionskoeffizient $\frac{\eta}{\rho}$ gebildet, dessen Energieabhängigkeit für Wasser Abbildung 1.6 zeigt.

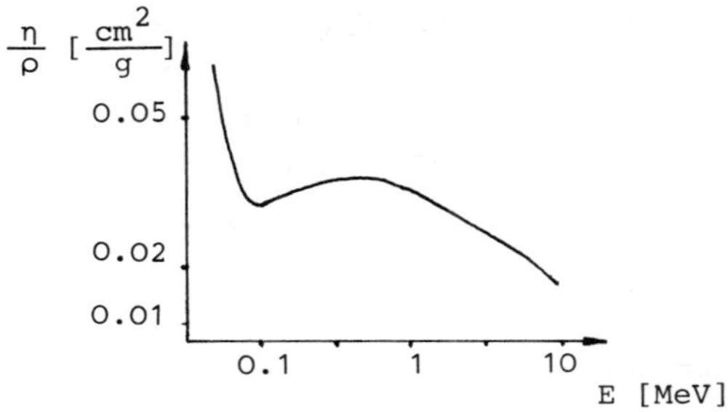

Abb. 1.6

Die Intensitätsabnahme einer Photonenstrahlung einheitlicher Energie E durch Materie der Schichtdicke d folgt dem *Schwächungsgesetz*:

(1.3) $$I(d) = I_o \cdot e^{-\mu \cdot d}$$

wobei I_o die auftreffende Intensität ist (d = o). Wird Gleichung 1.3 logarithmiert, so erhält man

(1.4) $$\ln I(d) = \ln I_o - \mu \cdot d \, .$$

Damit ergibt sich in *halblogarithmischer Darstellung* für diese Strahlung eine Gerade (Abb. 1.7a). Durch die Verringerung der Photonenenergie (*Aufweichung*) etwa von ^{60}Co durch die Comptonstreuung steigt der Anteil der Comptonstreuquanten zuungunsten der Comptonelektronen. Dadurch wird bei gleicher Schichtdicke weniger Energie absorbiert und es resultiert eine Schwächungskurve wie in Abbildung 1.7b.

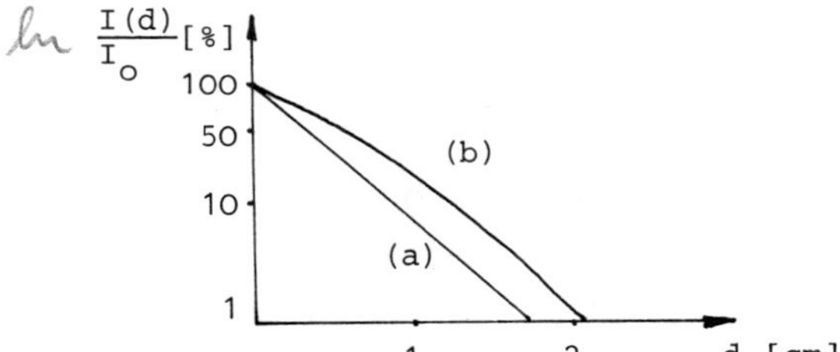

Abb. 1.7

Aus der Steigung der Geraden (a) läßt sich die *Halbwertsschichtdicke* (HWD) $d_{1/2}$, nach der nur noch die halbe Ausgangsintensität $\frac{I_o}{2}$ vorhanden ist, ablesen. Es gilt analog zum radioaktiven Zerfallsgesetz

(1.5) $$d_{1/2} = \frac{\ln 2}{\mu} \approx \frac{0,693}{\mu} \quad .$$

Durch die zunehmende *Energiedegradation* ultraharter Photonenstrahlung durch den Comptoneffekt steigt der Anteil der Comptonelektronen e_c mit zunehmender Eindringtiefe. Da die Comptonelektronen ihre Energie vollständig an das benachbarte Gewebe abgeben, ist die absorbierte Energie in einer gewissen Tiefe (abhängig von der Ausgangsenergie der Photonenstrahlung) größer als an der Oberfläche (*Aufbaueffekt*, Kap. 6.2).

Die im Patienten entstehende Streustrahlung überlagert sich der Abbildungsstrahlung vom Brennfleck der Röhre, und überzieht das Röntgenbild mit einem gleichmäßigen Schleier. Sie vermindert den Schwärzungskontrast und damit auch den subjektiven Eindruck der Zeichenschärfe. *Einblendung* des Nutzstrahlenbündels und Streustrahlenrasters (Kap. 4.1.1) vermindern die ungünstige Einwirkung der Streustrahlung auf das Röntgenbild.

Die Streustrahlung ist der hauptsächliche Faktor für die Strahlenexposition des Personals in der Röntgendiagnostik. Abbildung 1.8 zeigt Linien gleicher Dosisleistung bei einer Durchleuchtung am stehenden Patienten, verursacht durch Streustrahlung (von vorn gesehen, $\dot{D}$ in $\frac{mrad}{h}$).

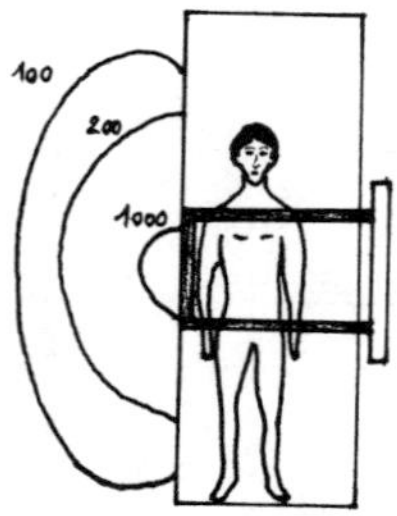

Abb. 1.8

1.3 Messung ionisierender Strahlen und Dosisbegriffe

1.3.1 Nachweismethoden

Manche Materialien wie ZnS oder CdS haben die Fähigkeit bei Absorption von Strahlung genügend hoher Energie in einen angeregten Zustand zu gelangen (*Fluoreszenzanregung*). Beim Übergang in den Grundzustand wird sichtbares Licht ausgestrahlt, das die Absorption von Röntgenstrahlung anzeigt. Dieses physikalische Prinzip liegt dem *Leuchtschirm*, den *Verstärkerfolien* bei Röntgenaufnahmen (Kap. 4.1) aber auch der nuklearmedizinischen Meßtechnik mit bestimmten Szintollatorsubstanzen zugrunde.

Ionisierende Strahlung kann ebenso wie sichtbares Licht photographische Emulsionen schwärzen. Diese Eigenschaft wird nicht nur zur Herstellung von Röntgenaufnahmen mit *Röntgenfilmen* benutzt, sondern auch zur Dosismessung bei der Strahlenschutzüberwachung von Personen (Personenfilmdosimetrie, Kap. 3.3). Da die Empfindlichkeit der Filme stark von der Art der Strahlung abhängt, ist der Rückschluß auf die Energiedosis nicht ganz einfach und erfordert große Sorgfalt bei der Auswertung.

Energiereiche Strahlung kann die Moleküle in Gasen ionisieren (Kap. 1.2). Die Anzahl der erzeugten Ionenpaare ist ein Maß für die *Ionendosis*. In *Ionisationskammern* (Abb. 1.9a) werden die Ionenpaare durch ein elektrisches Feld getrennt und entweder als Ionisationsstrom zur Dosisleistungsmessung oder als angesammelte elektrische Ladung auf einem Kondensator zur Dosismessung benutzt. Ionisationskammern sind relativ unempfindlich; dazu sind Dicke und Material der Kammerwände von wesentlicher Bedeutung. (Abb. s.S.16)

Zählrohre (Abb. 1.9b) sind dagegen empfindlicher. Die bei der Ionisation des unter geringem Druck stehenden Zählrohrgases entstehenden Elektronen werden in einem starken elektrischen Feld zu dem axial gespannten, positiven Zähldraht be-

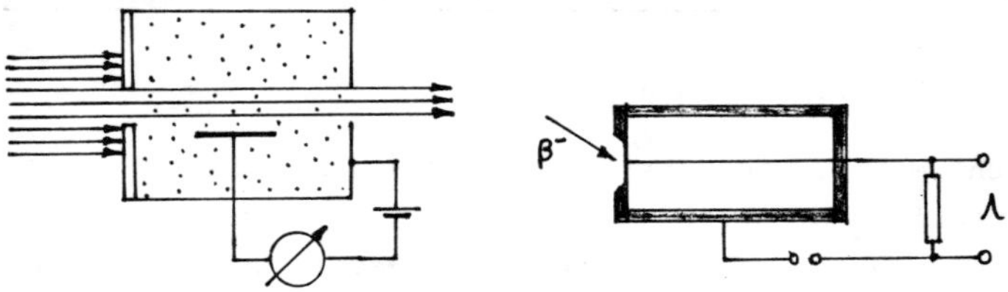

Abb. 1.9 (a) (b)

schleunigt. Auf ihrem Weg dorthin nehmen sie soviel Energie auf, daß sie durch Stoßionisation neue Ionenpaare erzeugen können (Gasverstärkung). Der Ladungsimpuls ist direkt als Spannungsimpuls meßbar. Die Ansprechwahrscheinlichkeit für γ-Strahlung ist gering (1%). Zur Vermeidung von Absorption muß bei Messung von β-Strahlung das Eintrittsfenster dünn ausgelegt werden. Zählrohre eignen sich gut zum Strahlungsnachweis und evtl. zur Aktivitätsmessung, jedoch nicht ohne weiteres zur Dosismessung.

Festkörperszintillationsdetektoren eignen sich durch ihre hohe Empfindlichkeit für γ-Strahlung hervorragend zur Messung auch von sehr harter Strahlung. Sie werden deshalb in der nuklearmedizinischen Diagnostik fast ausschließlich verwendet. Ihren prinzipiellen Aufbau zeigt Abbildung 1.10.

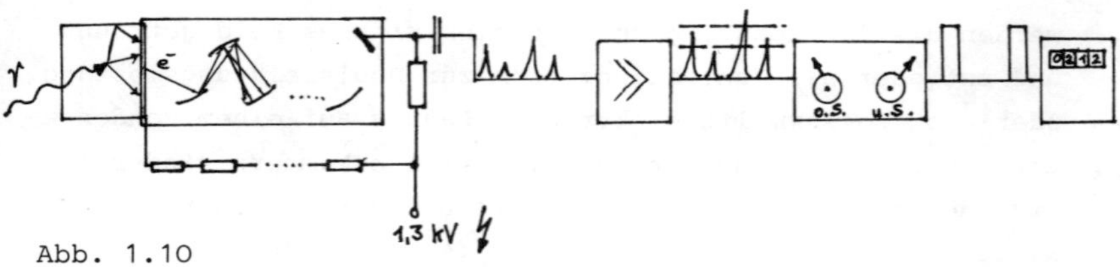

Abb. 1.10

Die Energie des einfallenden γ-Quants wird im eigentlichen Szintillatorkristall (NaJ-Kristall mit Tl dotiert) absorbiert und erzeugt eine schnell abklingende Fluoreszenzstrahlung (s.o.). Die Amplitude dieses Lichtimpulses ist der Energie des γ-Quants *proportional*. Der Lichtimpuls trifft auf die Photokathode eines Photomultipliers (SEV) und erzeugt dort Photoelektronen. Diese werden durch Sekundärelektronenvervielfachung um einen Faktor von ca. 10^6 verstärkt. Der energieproportionale Spannungsimpuls ist am Ausgang des Meßkopfes abgreifbar. In der nachfolgenden elektronischen Verarbeitung ist außer der Verstärkung und Formung des Impulses auch eine Impulshöhendiskriminierung mit einem Impulshöhendiskriminator möglich. So können durch Wahl der oberen und unteren Schwelle Impulse bestimmter Amplitude und damit auch bestimmter Energie herausselektiert werden, die dann zur Registrierung gelangen. Auf diese Weise können etwa zwei Radionuklide mit unterschiedlichen γ-Energien gleichzeitig gemessen und die Zeit-Aktivitäts-Verläufe aufgenommen werden (Zweikanalmeßplatz).

Anstelle eines Festkörperkristalls können zur Messung von sehr niederenergetischen β-Strahlern *Flüssigkeitsszintillatoren* verwendet werden. Dabei kommen Szintillator und Probe in engsten Kontakt.

1.3.2 Teilchenzählung

Die *Aktivität* A eines radioaktiven Nuklids ist die Zahl der Kernumwandlungen pro Zeiteinheit: $A = -\frac{dN(t)}{dt}$. Aus der differenzierten Gleichung für den radioaktiven Zerfall folgt

(1.6) $$A(t) = \lambda \cdot N(t).$$

Auch für die Aktivität gilt ein Exponentialgesetz analog zu Gleichung 1.1 mit der gleichen Zerfallskonstanten λ:

(1.7) $$A(t) = A_o \cdot e^{-\lambda \cdot t} .$$

Die Einheit der Aktivität ist 1 Becquerel [Bq] = [s^{-1}]. Für die alte Einheit Curie [Ci], die durch die Zahl der Zerfälle pro Sekunde von 1 g ^{226}Ra definiert war, gilt:

$$1[Ci] = 3{,}7 \cdot 10^{10} [Bq].$$

Die *Zählrate* $Z = \frac{N}{t}$ ist die Anzahl der pro Zeiteinheit im Detektor ausgelösten Impulse N, gemessen in Impulse/s oder Impulse/min (counts per minute, cpm). Die Zählrate ist bei konstanten Meßbedingungen der Aktivität eines Radionuklids proportional. Die *Impulszahl* N ist gleich der Zahl der während einer Zeitspanne t gemessenen Impulse. Es gilt: $N = Z \cdot t$.

Der radioaktive Zerfall ist ein Zufallsprozeß. Es existiert nur eine gewisse Wahrscheinlichkeit für die Zahl der Zerfälle pro Sekunde. Diese Tatsache bedingt statistische Schwankungen der Meßergebnisse bei wiederholten Messungen von Impulszahl N oder Zählrate Z. Ist N die gemessene Impulszahl, so liegen bei vielen Wiederholungsmessungen unter den gleichen Bedingungen etwa 68% der Messungen innerhalb des Intervalls $N \pm \Delta N$ mit $\Delta N = \sqrt{N}$ (absoluter statistischer Fehler)*. Der relative statistische Fehler ergibt sich zu $\frac{\Delta N}{N} = \frac{\sqrt{N}}{N} = \frac{1}{\sqrt{N}}$ bzw. $\frac{100}{\sqrt{N}}$ [%]. Er wird mit zunehmender Impulszahl kleiner.

Unter *Nulleffekt* N_o versteht man alle vom Detektor registrierten Impulse, die nicht von der zu messenden Strahlung herrühren. Als Ursache kommt in erster Linie die natürliche Umgebungsstrahlung (z.B. kosmische Strahlung) in Frage.

1.3.3 Dosismessung

Die *Ionendosis* I wurde schon in Kapitel 1.3.1 angesprochen. Die Dosismessungen in der klinischen Praxis sind primär Bestimmungen der Ionendosis. Sie ist gegeben durch die Ladung ΔQ, die von der zu messenden Strahlung in Luft der Masse Δm erzeugt wird.

$$I = \frac{\Delta Q}{\Delta m} \left[\frac{C}{kg}\right] .$$

---

*siehe: Gleitz: Biomathematik nach dem GK 2 (2. Auflage), Jungjohann-Verlag, Heidelberg

Die bisher übliche Einheit Röntgen [R] soll nach dem SI-System nicht mehr benutzt werden. Es gilt der Zusammenhang:

$$1[R] = 2{,}58 \cdot 10^{-4} \left[\frac{C}{kg}\right] .$$

Für die Strahlenwirkung ist aber allein die *absorbierte* Strahlungsenergie ΔE_a [J] pro kg absorbierender Materie Δm maßgeblich. Daraus leitet sich die in $[Gy] = \left[\frac{J}{kg}\right] = \left[\frac{Ws}{kg}\right]$ gemessene *Energiedosis* D ab:

$$D = \frac{\Delta E_a}{\Delta m} \; [Gy] .$$

Die alte Einheit der Energiedosis Rad [rd] ist um den Faktor 100 kleiner:

$$1[rd] = 10^{-2} \; [Gy] .$$

Da die Energiedosis nicht direkt meßbar ist und für alle Materialien definiert ist (nicht nur für Luft), erfolgt der Übergang von der gemessenen Ionendosis zur Energiedosis rechnerisch. Die Kenntnis der Ionisierungsenergie ist dazu notwendig. Sie beträgt für Luftmoleküle durchschnittlich 34 eV. Daraus berechnet sich, daß zur Erzeugung der Ionendosis 1[R] in Luft die Energiedosis von 0,87[rd] erforderlich ist. In Körpergewebe entspricht der Ionendosis von 1[R] wegen der höheren Dichte eine Energiedosis von ca. 0,95[rd]. Die *Energiedosisleistung* $\dot{D}$ ist gleich der aufgenommenen Dosis D pro Zeiteinheit:

$$\dot{D} = \frac{\Delta D}{\Delta t} \left[\frac{Gy}{s}\right] .$$

Bei der Bestrahlung von Patienten werden zur räumlichen Dosisbeschreibung einige spezielle Dosisbegriffe eingeführt. Ob es sich dabei um Ionen- oder Energiedosen handelt ist in DIN-Blättern streng definiert. Die *Oberflächendosis* (Eintrittsdosis) ist die am Strahleneintrittsort gemessene Ionendosis einschließlich der Rückstreuung aus dem Patienten. Die *relative Tiefendosis* bezeichnet die Dosis in einer anzugebenden Tiefe des Körpers bezogen auf einen zu definierenden Bezugswert (zumeist der Maximalwert), der i.a. gleich 100% gesetzt wird. Linien gleicher relativer Tiefendosis heißen

Isodosen (Kap. 6.2). Die Austrittsdosis ist die Ionendosis einschließlich Streuung an der Stelle, an der die Strahlung den Patienten verläßt.

Die Höhe einer aufgenommenen Dosis in Rad ist nicht ausreichend zur Abschätzung einer eventuellen Schädigung. Vielmehr ist die gesamte im Patienten *absorbierte Energie* in [J] maßgeblich. Sie berechnet sich aus der Gleichung für die Energiedosis zu

$$\Delta E_a = D \cdot \Delta m \ ,$$

oder bei inhomogener Dosisverteilung als *Integraldosis*:

$$E_a = \int D \cdot dm \ .$$

So ist z.B. bei einer Energiedosis von 100 [rd] = 1 $[\frac{J}{kg}]$ die von der Schilddrüse (m = 0,05 kg) aufgenommene Energie gleich 1 $\frac{J}{kg} \cdot 0{,}05$ kg = 0,05 J, bei einer Ganzkörperbestrahlung (m = 70 kg) dagegen 1 $\frac{J}{kg} \cdot 70$ kg = 70 J. Da das durchstrahlte Volumen (und damit auch die Masse) proportional zur Querschnittsfläche des Nutzstrahlenbündels bei Eintritt in den Patienten ist, zeigt das Produkt aus dieser Fläche ΔA und der entsprechenden Eintrittsdosis I_e (*Flächendosisprodukt*) in erster Näherung eine direkte Proportionalität zur Integraldosis. Das Flächendosisprodukt $G = I_e \cdot \Delta F$ $[\frac{C}{kg} \cdot m^2]$ ist deshalb ein aussagekräftiges Maß für die Strahlenbelastung des Patienten und muß deshalb bei allen Röntgenuntersuchungen mitregistriert werden.

Die pro Weglängeneinheit in einem Material deponierte Strahlungsenergie nennt man *lineare Energieübertragung* (LET, *l*inear *e*nergy *t*ransfer) mit der gebräuchlichen Einheit $[\frac{keV}{\mu m}]$. LET-Werte für Wasser bei verschiedenen Strahlungen zeigt die folgende Aufstellung:

Strahlung	LET [keV/µm]
200-kV-Röntgenstrahlung	9,4
50-kV-Röntgenstrahlung	13,1
5,3-MeV-Alphastrahlung	63
^{60}Co-Gammastrahlung	6,9

Aus der Aufstellung ist zu erkennen, daß α-Strahlen ihre Energie auf einer viel kürzeren Strecke als zum Beispiel Röntgenstrahlen abgeben. Sie haben eine größere Ionisationsdichte und zeigen bei gleicher Energiedosis eine größere biologische Wirksamkeit als Röntgenstrahlung. Um dieser unterschiedlichen biologischen Wertigkeit verschiedener Strahlungen gerecht zu werden definiert man eine *Äquivalentdosis* D_q, die aus der festgestellten Energiedosis D durch Multiplikation mit dem *Bewertungsfaktor* q hervorgeht. Für Röntgen-, γ- und β-Strahlung ist q = 1, für α-Strahlung dagegen ist q = 10. Als spezielle Einheit für die Äquivalentdosis ist das Rem [rem] üblich, welches im neuen SI-System allerdings nicht mehr zulässig ist, sondern nur noch die Einheit der Energiedosis $[\frac{J}{kg}]$.

$$D_q = q \cdot D \text{ [rem]}.$$

Die *Personendosis* ist die Energiedosis für Weichteilgewebe gemessen an einer repräsentativen Stelle der Körperoberfläche einer Person. Die *Ortsdosis* ist die entsprechend festgelegte Dosis, die an einem anzugebenen Ort unter definierten Bedingungen gemessen wird.

1.3.4 Bestimmung der Aktivität radioaktiver Stoffe

Die möglichen Methoden zur Messung radioaktiver Strahlung wurden schon in Kapitel 1.3.1 abgehandelt. Für eine absolute Bestimmung der Aktivität sind die Detektoren eventuell noch zu eichen. So muß z.B. bei Verwendung von Zählrohren der Geometriefaktor bestimmt werden.

- Der radioaktive Zerfall folgt einem exponentiellen Gesetz mit charakteristischer Halbwertszeit.
- Wichtige Zerfallsarten sind der α-Zerfall, der β^--Zerfall und der β^+-Zerfall. α-Strahlung und β-Strahlung ist Korpuskelstrahlung, Röntgen- und γ-Strahlung dagegen Photonenstrahlung. Energiebereiche zwischen einigen keV bis zu etwa 40 MeV werden dabei überdeckt.
- Offene radioaktive Stoffe bringen die Gefahr der Inkorporation und Kontamination mit sich.
- Die Bremsstrahlung von Röntgenröhren hat eine obere Maximalenergie, die der Anodenspannung proportional ist.
- Durch Filter werden die weichen Strahlungsanteile absorbiert.
- Langlebige Gammastrahler (^{60}Co, ^{137}Cs) werden in der Strahlentherapie benutzt, ebenso Teilchenbeschleuniger wie das Betatron.
- Die Wechselwirkung geladener Teilchen mit Materie besteht in der Ionisation und Anregung von Molekülen sowie in der Streuung der Teilchen.
- Die wichtigsten Wechselwirkungsprozesse von Photonen mit Materie sind Photoeffekt, Comptoneffekt, Paarbildung und Streuung. Die Anteile der verschiedenen Prozesse an der Gesamtschwächung der Photonenstrahlung sind stark energieabhängig.
- Die Schwächung von Photonenstrahlung wird durch das exponentielle Schwächungsgesetz beschrieben. Der Schwächungskoeffizient ist energieabhängig.
- Einblendung des Nutzstrahlenbündels vermindert die Streustrahlung.
- Der Nachweis radioaktiver Strahlung erfolgt über die Fähigkeit zur Ionisation und Fluoreszenzanregung. Gebräuchliche Detektoren sind die Ionisationskammer, das Zählrohr und der Szintillationsdetektor.
- Die Aktivität eines radioaktiven Präparates ist als Anzahl der Kernumwandlungen pro Sekunde definiert. Die Zählrate ist der Aktivität proportional. Bei Messung der Aktivität muß der durch natürliche Umgebungsstrahlung entstehende Nulleffekt berücksichtigt werden.
- Die Bestimmung der Dosis erfolgt durch Messung der Ionendosis. Die Energiedosis kann daraus berechnet werden.
- Maßgeblich für die Strahlenwirkung ist die absorbierte Energie (Integraldosis). Das Flächendosisprodukt ist dieser Integraldosis proportional und damit eine wichtige Größe für die Beurteilung der Strahlenexposition des Patienten.
- Das unterschiedliche Schädigungsvermögen für menschliches Gewebe durch verschiedenartige Strahlungen gleicher Energiedosis berücksichtigt die Äquivalentdosis durch einen Bewertungsfaktor q.

2 BIOLOGISCHE GRUNDLAGEN

2.1 Grundkenntnisse strahlenbiologischer Phänomene

2.1.1 Relative biologische Wirksamkeit

Die Wirkung ionisierender Strahlen auf lebendes Gewebe hängt ab von der sog. Strahlenqualität, d.h. der *Strahlenart* (elektromagnetische Strahlung oder Korpuskularstrahlung wie z.B. α-, β-, Neutronen- und Positronenstrahlung) und der *Strahlenenergie*. Diesem Umstand trägt der Begriff der *relativen biologischen Wirksamkeit (RBW)* Rechnung. Ein RBW-Faktor von 10 (z.B. für schnelle Neutronen und α-Strahlen) bedeutet, daß bei gleicher Energiedosis die biologische Wirksamkeit dieser Strahlung 10mal so groß ist wie die einer Strahlung mit dem RBW-Faktor 1 (z.B. Röntgenstrahlen, γ-Strahlen und schnelle Elektronen). Siehe auch Kapitel 1.3.3.

2.1.2 Zeitliche Dosisverteilung

Die biologische Wirkung einer bestimmten Strahlendosis hängt außerdem von der *zeitlichen Verteilung* dieser Dosis ab: eine über kurze Zeit mit hoher Dosisleistung verabreichte Bestrahlung ruft stärkere Wirkungen hervor als die gleiche, über einen längeren Zeitraum verteilte (*protrahierte*) Dosis. Ähnlich führt eine in Intervallen mit Pausen durchgeführte Bestrahlung (*fraktionierte Bestrahlung*) zu einer herabgesetzten Wirkung.

Der Effekt dieses "Zeitfaktors" läßt sich dadurch erklären, daß den lebenden Zellen und Organismen bei Protrahierung bzw. Fraktionierung der Bestrahlung die Möglichkeit zu einer gewissen Erholung von der Strahlungswirkung gegeben wird (z.B. Wiedervereinigung von Chromosomenbruchstücken).

2.1.3 Räumliche Dosisverteilung

Während bei der Bestrahlung eines kleinen, begrenzten Körperareals (*Teilkörperbestrahlung*) die lokale Strahlungswirkung auf das betroffene Gewebe im Vordergrund steht, manifestieren sich mit zunehmender Größe des bestrahlten Areals zusätzlich allgemeine Wirkungen auf den Organismus (Strahlensyndrom, s. Kap. 2.4). Das bedeutet, daß nach einer *Ganzkörperbestrahlung* erheblich schwerere Strahlenwirkungen auftreten als nach einer Teilkörperbestrahlung mit der gleichen Dosis.

2.1.4 Zeitliche Entwicklung biologischer Strahlenwirkungen

Die biologischen Effekte ionisierender Strahlung stehen am Ende einer Reaktionskette, die durch die *Absorption* der eingestrahlten Energie im Gewebe ausgelöst wird. Dabei entstehen angeregte und ionisierte Moleküle, die sofort weiterreagieren und eine Folge von radiochemischen und biochemischen Prozessen hervorrufen. Die genauen Mechanismen dieser in Sekundenbruchteilen ablaufenden Vorgänge sind nur lückenhaft bekannt. Die anschließende *biologische Phase* der Strahlenwirkung, die zur Manifestation des Strahlenschadens führt, beansprucht einen wesentlich längeren Zeitraum: Bei Bestrahlung einzelner Zellen mit ausreichender Dosis tritt der Zelltod meist innerhalb weniger Stunden ein. Säugetiere und Menschen, die einer letalen Strahlendosis ausgesetzt waren, sterben innerhalb von einigen Tagen bis wenigen Wochen im Verlauf der akuten Strahlenkrankheit (s. Kap. 2.4), wobei das zeitliche Intervall mit zunehmender Strahlendosis kürzer wird. Subletale Strahlendosen können noch nach einer Latenzzeit von mehreren Jahren zu Manifestation von Strahlenspätschäden (s. Kap. 2.5) führen.

2.2 Biochemische und zelluläre Veränderungen nach Bestrahlung

2.2.1 DNA

Der wohl wichtigste Bestandteil einer Zelle ist die die Erbinformation enthaltende *Desoxyribonucleinsäure (DNA)*. Ionisierende Strahlung kann folgende Wirkungen an der DNA hervorrufen:

- (Einzelketten- oder Doppelketten-) Bruch der Nucleotidketten
- Vernetzung durch Bildung von intra- und intermolekularen Bindungen
- Bruch der Basen-Zucker-Verbindungen
- Desaminierung und Dehydroxylierung der Basen, Oxidation des Zuckers.

Untersuchungen an Bakterien haben gezeigt, daß ein Teil dieser Schäden (Einzelkettenbrüche und Basenveränderunge) durch *Reparaturmechanismen* von der Zelle behoben werden kann. Dabei wird unter der Wirkung spezieller "Reparaturenzyme" das fehlerhafte Kettenstück herausgeschnitten und durch ein neu synthetisiertes Stück ersetzt.

2.2.2 Biosynthesen von Makromolekülen

Auch die Biosynthese der Nucleinsäuren und anderer Makromoleküle aus niedermolekularen Vorstufen wird durch Bestrahlung gestört. Dabei erweist sich die *DNA-Synthese* als strahlenempfindlicher als die RNA-Synthese und die Proteinbildung. Eine Ausnahme bildet die sehr strahlenempfindliche *Antikörpersynthese*, ein Effekt, der zur Immunsuppression ausgenutzt werden kann.

2.2.3 Strahlenempfindliche Bereiche in der Zelle

Innerhalb einer Zelle hat der *Zellkern* die größte Bedeutung für die Entwicklung der Strahlenwirkung. Er ist um das 10 - 1000fache strahlenempfindlicher als das Zytoplasma.

2.2.4 Zellorganellen

Neben den Wirkungen am Zellkern ruft ionisierende Strahlung auch an verschiedenen Zellorganellen morphologische Veränderungen hervor: es kommt zum Verklumpen der Mitochondrien und zum Abbau der Cristae, die Membranen des endoplasmatischen Retikulums werden zerstört und ihr Ribosomenbesatz nimmt ab.

2.2.5 Zellabbau

Führt die Bestrahlung des Organismus zum *Zelluntergang*, so wird das tote Gewebe durch freigewordene Zellenzyme aufgelöst (*Autolyse*) oder durch Phagozyten weggeräumt. Nach einer Bestrahlung kommt es daher zu einer vermehrten Ausscheidung von Aminosäuren und zu einer negativen Stickstoffbilanz.

2.2.6 Hemmung der Zellvermehrung und Zelltod

Während der *akute Zelltod* nur durch sehr hohe Strahlendosen hervorgerufen wird, führt in strahlenempfindlichen Geweben bereits die Bestrahlung mit einigen rd zur *Hemmung der Mitose*. Ausmaß und Dauer der Mitosehemmung sind dosisabhängig. Findet keine Zellteilung mehr statt, so laufen in den Zellen degenerative Prozesse ab, die innerhalb einiger Stunden zum Zelltod in der G_1-, S-, oder G_2-Phase des Zellzyklus führen (*Interphasetod*). Zu erwähnen ist, daß die Zellinaktivierung in vitro (im Reagenzglasversuch) oft beträchtlich anders verläuft als in vivo (am lebenden Objekt).

2.2.7 Erholung

Ein Teil der durch Bestrahlung hervorgerufenen Gewebsschädigungen ist *reversibel* – sei es durch rückläufige Reaktionen oder spezielle zelluläre Reparaturmechanismen (s. Kap. 2.2.1). Diese *Erholungsphänomene* führen zu einer herabgesetzten Strahlenempfindlichkeit bei fraktionierter und protrahierter Bestrahlung (s. Kap. 2.1.2). Dieser Effekt ist i.a. bei gesundem Gewebe stärker ausgeprägt als bei Tumorgewebe: die fraktionierte oder protrahierte Bestrahlung wird in der Tumortherapie zu einer Erhöhung der *Strahlenempfindlichkeitsunterschiede* zwischen gesunden Zellen und Geschwulstzellen ausgenutzt.

2.2.8 Zellzyklus (Mitose-Zyklus)

Versuche mit bezüglich des Teilungszyklus synchronisierten Säuger-Zellkulturen haben ergeben, daß die Strahlenempfindlichkeit dieser Zellen in der späten G_1- oder der frühen S-Phase des Zellzyklus, d.h. unmittelbar vor und zu Beginn der DNA-Synthese, am größten ist. In diesem Fall ist die DNA-Synthese stark verzögert und die Mitoserate erniedrigt (s.a. Kap. 2.2.6). Während der Mitose selbst ist die Strahlensensibilität in der *Prophase*, also zu Beginn, am höchsten.

2.2.9 Modifizierung der Zellabtötung

Eine Reihe von Faktoren beeinflussen die zelluläre Strahlenempfindlichkeit:

- Eine *erhöhte Sauerstoffkonzentration* im Gewebe während der Bestrahlung vergrößert die Strahlenempfindlichkeit, wahrscheinlich aufgrund vermehrter Radikal- und Wasserstoffperoxidbildung.

- Eine *Temperatursenkung* während und nach der Bestrahlung kann die Strahlenempfindlichkeit von Zellen und Gewebe verringern oder zumindest die Ausbildung der biologischen Schädigungen verzögern. Dieser Effekt beruht auf einer Herabsetzung der *Stoffwechselaktivität*. Warmblüter (also auch der Mensch) reagieren allerdings auf kalte Umgebungstemperaturen mit einer Steigerung der Stoffwechselaktivität, so daß ihre Strahlenempfindlichkeit zunimmt.

- Bestimmte chemische Substanzen und Pharmaka vermögen die Strahlenempfindlichkeit herabzusetzen ("*chemischer Strahlenschutz*"). Es handelt sich dabei vor allem um hypoxieauslösende Substanzen, Stoffe, die freie Radikale inaktivieren (z.B. SH-Verbindungen), hypothermieerzeugende Pharmaka und gewisse Hormone.

Die Anwendung dieser Substanzen ist allerdings heute noch sehr beschränkt. Praktische Bedeutung hat die Anwendung von Chelatbildnern (z.B. EDTA) zur Beschleunigung der Elimination inkorporierter radioaktiver Substanzen.

Alle die Strahlenempfindlichkeit modifizierenden Effekte sind für die *Tumortherapie* von Bedeutung, wenn sie zu einer Erhöhung des Unterschiedes zwischen der Strahlensensibilität von gesundem und Tumorgewebe führen. So ist z.B. ein Tumor mit hoher Stoffwechselrate strahlenempfindlicher als das umliegende gesunde Gewebe.

2.2.10 Strahlenbiologische Grundlagen der Tumortherapie

Die Problematik der Strahlentherapeutischen Tumorbehandlung besteht darin, die Geschwulstzellen möglichst weitgehend zu vernichten bei größtmöglicher Schonung des gesunden Gewebes und des Gesamtorganismus. Günstig ist also

1) eine *hohe Strahlenempfindlichkeit der Tumorzellen* gegenüber den gesunden Zellen ("Elektivitätsfaktor") (s. Kap. 2.2.7 und 2.2.9) und

2) eine *hohe lokale Strahlendosis im Tumorgewebe* bei geringer lokaler Dosis im gesunden Gewebe – erreichbar durch geeignete Bestrahlungsverfahren (s. Kap. 6.2).

Gewebe mit hoher Neubildungsrate und geringer morphologischer *Differenzierung* (was i.a. auf maligne Tumoren zutrifft) sind besonders strahlenempfindlich. Am strahlenempfindlichsten reagieren Lymphosarkome und aus den Keimepithel stammende Carcinome, geringer empfindlich sind Plattenepithelcarcinome, noch geringer Adenocarcinome. Praktisch nahezu resistent sind Sarkome des Stützgewebes und die Melanome.

Die Gesamtdosis, die benötigt wird, um einen Tumor zu zerstören ("*Tumorvernichtungsdosis*"), wird bei Fraktionierung der Bestrahlung größer, da sich auch das Tumorgewebe – wenn auch geringer als gesundes – in den Pausen erholt. Ausgedehnte Tumoren brauchen eine höhere Gesamtdosis als kleine. Die Strahlensensibilität sauerstoffarmer Tumoren kann durch *O_2-Überdruckbeatmung* gesteigert werden.

2.3 Strahlenwirkung auf Gewebe und Organe, insbesondere auf Zellerneuerungssysteme

2.3.1 Strahlenwirkung und Zellerneuerung

Die *Regeneration* strahlengeschädigten Gewebes kann nur erfolgen, wenn die Stammzellen der im Gewebe enthaltenen Zellen in ausreichender Zahl überlebt und ihre Teilungsfähigkeit behalten haben. Schnell proliferierende, strahlensensible Gewebe (Knochenmark, lymphatisches Gewebe, Hoden) haben meist ziemlich strahlenresistente Stammzellen.

2.3.2 Gonaden

Hoden und Ovarien zählen zu den äußerst strahlenempfindlichen Geweben. Von den verschiedenen Stadien der Spermatogenese sind die *Spermatogonien* am empfindlichsten, während die reifen Spermien sehr strahlenresistent sind. Im Ovar – das strahlenempfindlicher ist als der Hoden – sind die in den reifen Follikeln befindlichen *Oozyten* am empfindlichsten, am unempfindlichsten die reifen Eizellen.

Bestrahlung der Hoden mit 250 rem führt beim Menschen zu temporärer Sterilität, Bestrahlung mit 500 - 600 rem zu definitiver Unfruchtbarkeit.

Beim Ovar liegt die Dosis, die zu vorrübergehender Sterilität führt, bei 170 rem. Endgültige Sterilität wird durch Bestrahlung mit über 300 rem erzeugt.

Bei fraktionierter oder protrahierter Bestrahlung der Keimzellen nimmt die Strahlenempfindlichkeit zu im Gegensatz zu den meisten anderen Geweben.

2.3.3 Hämatopoetisches System

Knochenmark und *lymphoretikuläres Gewebe* zeichnen sich einerseits durch hohe Strahlenempfindlichkeit, andererseits durch gute Regenerationsfähigkeit aus. Bestrahlung des Knochenmarks mit Dosen über 200 rem führt zur Umwandlung des roten Marks in Fettmark und zur Zerstörung des Marksinus. In der *Milz* und in den *Lymphknoten* steht die weitgehende Destruktion der

Lymphozyten nach Bestrahlung mit hohen Dosen im Vordergrund. Bereits Dosen von 50 rem führen zu histologischen Veränderungen.

Im *peripheren Blut* äußert sich die Strahlenwirkung vor allem in einer Abnahme der Lymphozytenzahl, einem anfänglichen Anstieg der Granulozytenzahl mit anschließdendem *steilen Abfall* und einer Verminderung der Thrombozytenzahl (hämorrhagische Diathese!). Die Störung der Erythropoese wirkt sich hauptsächlich auf die *Retikulozytenzahl* aus, während die Erythrozytenzahl kaum abnimmt.

2.3.4 Verdauungstrakt

Bei der Strahlungswirkung auf den Verdauungskanal stehen *Schleimhautveränderungen* und deren Folgen – vor allem im Dünndarm – im Vordergrund. Die Gewebsschädigungen (Entzündungen, Ulcera, Blutungen) führen nach großen Ganz- und Teilkörperdosen (s. Kap. 2.4) zu schweren *Resorptionsstörungen* und hohen Wasser- und Elektrolytverlusten. Hohe Strahlendosen steigern außerdem Tonus und Motilität der Darmwandmuskulatur.

Das Dünndarmepithel erholt sich i.a. rasch von den Strahlenschäden. Bei langdauernden Bestrahlungen ohne akute Auswirkungen kann es zu chronischen Schleimhautveränderungen kommen.

2.3.5 Haut

Bei einer lokalen Bestrahlung der *Haut* kommt es in Abhängigkeit von der Strahlendosis und der Art der Applikation zu verschiedenen Wirkungen, die teils reversibel sind (Strahlen"reaktion"), teils bleibende oder länger anhaltende Strahlenschäden sind:

- Höhere Strahlendosen führen zu entzündlichen Hautveränderungen ("*Radiodermatitis*") mit dunkelroter oder bläulicher Verfärbung, die sich innerhalb einiger Wochen zurückbilden.
- Hohe Strahlendosen führen zu *Nekrosen* und *tiefen Hautulzerationen*, die oft sehr hartnäckig sind.
- Da die Haarfollikel besonders strahlenempfindlich sind, kommt es bei der Bestrahlung der behaarten Kopfhaut schon bei lokalen Dosen von 400 rem zum vorrübergehenden Haarausfall (*Epilation*). Irreversible Epilation wird erst durch wesentlich höhere Dosen ausgelöst.

2.4 Akute Strahlenkrankheit

Die Bestrahlung des menschlichen Körpers mit hohen Ganzkörperdosen oder größerer Teile des Körpers mit hohen Teilkörperdosen (s. Kap. 2.1.3) führt zu einer Reihe von Allgemeinsymptomen und Organstörungen, die unter dem Begriff der akuten Strahlenkrankheit (*Strahlensyndrom*) zusammengefaßt werden. Während Ganzkörperdosen bis 100 rem meist keine ernsthaften klinischen Symptome verursachen, hat eine Bestrahlung mit 400 - 500 rem den Tod von 50% der bestrahlten Menschen innerhalb einer Beobachtungszeit von 30 Tagen zur Folge. Diese Dosis wird $LD_{50/30}$ genannt. (L.D. = letale Dosis). Eine Dosis von mehr als 700 rem ist immer letal.

Mit der Höhe der Dosis wird der Krankheitsverlauf kürzer und dramatischer. Es lassen sich drei unterschiedliche Symptomgruppen abgrenzen:

- Nach Ganzkörperdosen mit mehreren Tausend rem kommt es innerhalb von Stunden oder wenigen Tagen zum Tod durch strahlenbedingte Funktionsstörungen des ZNS mit Nervenübererregbarkeit, Krämpfen, Koma und Kreislauf- und Atemkomplikationen.

- Bei Ganzkörperdosen um 1000 rem führen die gastrointestinalen Strahlenschäden (s. Kap. 2.3.4) zum Tod innerhalb von 3 - 5 Tagen.
- Patienten, die dieses Stadium überlebt haben, sterben nach einigen Wochen an den Folgen der strahlungsbedingten Knochenmarksschädigung (hämatopoetisches Syndrom, s. Kap. 2.3.3).

2.5 Strahleninduzierte Spätwirkungen beim Menschen

2.5.1 Degenerative Veränderungen

Ionisierende Strahlung ruft im menschlichen Organismus neben den oben beschriebenen Akutsymptomen eine Reihe von *degenerativen Spätwirkungen* hervor, die teilweise Ähnlichkeit mit physiologischen Altersprozessen haben (das hat zu der Annahme geführt, die Strahlenwirkung beschleunige das Altern). Eine wichtige Rolle spielen dabei Veränderungen der Gefäßwände, insbesondere der Kapillaren: durch die Strahlenwirkung kommt es zur Zerstörung des Kapillarendothels und schließlich zum Gefäßverschluß. Verschlechterte Blutversorgung und Fibrosierung geht in vielen Organen mit einer Verminderung der Zahl der Parenchymzellen (*Hypoplasie*) einher und führt damit zum Nachlassen der Organfunktion.

Am *Auge* kann es 0,5 - 12 Jahre nach lokaler Bestrahlung zur Ausbildung einer Linsentrübung (*Katarakt*) kommen.

2.5.2 Maligne Neoplasien

Untersuchungen nach dem Atombombenangriff auf Hiroshima ergaben eine 100fach erhöhte Leukämiehäufigkeit bei den von der größten Strahlendosis betroffenen Personen; Radiologen erkranken häufiger an Leukämie als andere Ärzte. Beides beweist signifikant die *leukämogene Wirkung* ionisierender Strahlung. Die Latenzzeit bis zur Ausbildung der Krankheit wird mit steigender Dosis kleiner. Lokale Bestrahlung der Haut fördert die Entstehung von *Hautcarcinomen* auf dem Boden der akuten Hautschäden (s. Kap. 2.3.5). Auch für Ganzkörperbestrahlung wurde die tumorerzeugende Strahlenwirkung für verschiedene Organe (besonders Ovarien) im Tierversuch nachgewiesen. Besonders gefährlich ist die *Inkorporation* radioaktiver Substanzen: z. B. führt das Einatmen radioaktiver Substanzen zu einer gehäuften Entstehung eines *Lungencarcinoms*.

Die *Latenzzeit* vom Zeitpunkt der Bestrahlung bis zur Manifestation der carcinogenen Strahlenwirkung kann bis zu mehreren Jahrzehnten betragen.

2.6 Strahlenwirkung auf die pränatale Entwicklung

Wie alle schnell wachsenden und wenig differenzierten Gewebe sind auch der menschliche *Embryo* und *Fetus* äußerst strahlenempfindlich. In den verschiedenen Entwicklungsstadien müssen verschiedene Strahlenwirkungen unterschieden werden:

- In der *Präimplantationsperiode* (d.h. vor Eindringen der befruchteten Eizelle (Zygote) in die Uterusschleimhaut) wird die Zygote schon von geringen Strahlendosen zerstört. Überlebende Eizellen entwickeln sich normal weiter.
- Während der anschließenden *Organogenese* (d.h. während der ersten drei Schwangerschaftsmonate) ist zwar die embryonale Mortalität geringer, es kommt jedoch nach Bestrahlung in diesem Stadium zu Mißbildungen vor allem an den Augen, am ZNS und an den Eingeweiden.
- Die folgende *Fetalperiode* (nach dem 3. Monat) ist wesentlich weniger strahlenempfindlich. Jedoch können durch Bestrahlung in diesem Stadium ebenso wie im Säuglings- und Kindesalter besonders leicht *maligne Neoplasien* (vor allem Leukämien) induziert werden.

Eine Strahlenbelastung schwangerer Frauen, besonders während des ersten Schwangerschaftsdrittels, und kleiner Kinder muß aus diesen Gründen unbedingt vermieden werden.

2.7 Genetische Strahlenwirkung

2.7.1 Strahlenbedingte Mutationen; Verdopplungsdosis

Strahleninduzierte Veränderungen von Chromosomen und Genen (*Mutationen*) können sowohl in Körperzellen (somatische Mutationen) als auch in Keimzellen (genetische Mutationen) auftreten. Im ersten Fall wirkt sich die Veränderung der zellulären Erbinformation nur auf das betroffene Individuum aus und kann vielfältige somatische Strahlenschäden hervorrufen, im zweiten Fall manifestiert sich der Schaden an den Nachkommen, bei den besonders tückischen rezessiven Mutationen eventuell erst nach mehreren Generationen. Genetische Strahlenschäden sind *irreversibel*.

Von den verschiedenen Entwicklungsstadien der Keimzellen zeigen die Spermatozyten bzw. die reifen Oozyten die größte Mutabilität unter Strahleneinwirkung.

Um das *genetische Risiko* mutagener Faktoren abschätzen zu können, bezieht man die induzierte Veränderung der Mutationsrate auf die immer vorhandene *spontane Mutationsrate*: die *Verdopplungsdosis* einer ionisierenden Strahlung ist die Strahlendosis, die innerhalb einer Generation zur Verdopplung der spontanen Mutationsrate führt. Sie wird für menschliche Populationen auf 30 - 80 rem geschätzt.

Das strahleninduzierte genetische Risiko auf eine größere Bevölkerungsgruppe bezogen, wird durch die *genetisch signifikante* Dosis angegeben. Diese entspricht etwa der mittleren Gonadendosis in einer Bevölkerung bis zum mittleren Ende der Fortpflanzungsperiode (30 Jahre). Ihr zulässiger Grenzwert aufgrund zivilatorischer Strahlenbelastung (ohne Strahlenbelastung durch medizinische Maßnahmen) liegt zur Zeit bei 5 rem.

2.7.2 Zeitabhängigkeit

Die mutagene Strahlungswirkung steigt mit der Dosis. Eine *untere Schwellendosis* gibt es nicht. Die zeitliche Verteilung der Bestrahlung scheint keinen Einfluß auf die mutagene Wirkung zu haben (*Summationswirkung*). Wegen der unterschiedlichen Empfindlichkeit der einzelnen Entwicklungsstadien (s.o.) hängt die Wahrscheinlichkeit des Auftretens eines genetischen Strahlenschadens vom Zeitpunkt der Befruchtung nach der Bestrahlung ab, d.h., in welchem Stadium sich die Keimzellen zur Bestrahlungszeit befanden.

- Unterschiedliche Strahlenqualität (Art und Energie der Strahlung) bedingt unterschiedliche relative biologische Wirksamkeit (RBW-Faktor).
- Protrahierte oder fraktionierte Bestrahlung führt zur Herabsetzung der Strahlenwirkung.
- Ganzkörperbestrahlung hat bedeutend schwerere Wirkungen als Teilkörperbestrahlung mit gleicher Dosis.
- DNA-Synthese und Antikörperbildung sind besonders strahlenempfindlich.
- Der Zellkern ist wesentlich strahlensensibler als das Zytoplasma.
- Ein Teil der zellulären Strahlenwirkungen ist reversibel (Erholung).
- Erniedrigte O_2-Konzentration, Temperatursenkung und bestimmte Pharmaka können die Strahlensensibilität herabsetzen.
- Gewebe mit hoher Neubildungsrate und geringem Differenzierungsgrad sind meist besonders strahlenempfindlich.
- Hoden und Ovarien sind sehr strahlenempfindlich. 250 rem (bzw. 170 rem beim Ovar) führen zu temporärer, 600 rem (bzw. 300 rem) zu definitiver Sterilität.

- Knochenmark (und damit die Hämatopoese) und lymphoretikuläres Gewebe sind einerseits sehr strahlensensibel, andererseits sehr regenerationsfähig.
- Im Verdauungstrakt führen Schäden am Dünndarmepithel zu Resorptionsstörungen und Wasser- und Elektrolytverlusten.
- An der Haut führt lokale Bestrahlung zum Eryhtem, zur Radiodermatitis, zu Ulzerationen und zur Epilation.
- Bei der akuten Strahlenkrankheit lassen sich je nach erhaltener Dosis hämatopoetischer (ca. 400 rem), gastrointestinaler (ca. 1000 rem) und zentralnervöser (mehrere 1000 rem) Symptomkomplex abgrenzen.
- Spätwirkungen der Bestrahlung sind vor allem degenerative Organveränderungen und maligne Neoplasien (Leukämien, Karzinome).
- Beim menschlichen Embryo (bis einschließlich 3. Monat) führt die Bestrahlung besonders häufig zu Mißbildungen. Bestrahlungen während der Fetalperiode können maligne Neoplasien induzieren.
- Strahlenschäden an Chromosomen und Genen der Keimzellen erhöhen die Mutationsrate (genetische Strahlenwirkung). Die Verdopplungsdosis (d.h. die Dosis, die innerhalb einer Generation die spontane Mutationsrate verdoppelt) liegt beim Menschen etwa bei 30-80 rem.

3 GRUNDLAGEN DES STRAHLENSCHUTZES

3.1 Begründung für die Festlegung von Dosisgrenzwerten

Wird eine Person von einer äußeren Strahlenquelle, z.B. von einer Röntgenröhre, bestrahlt, so spricht man von *äußerer Strahlenexposition*. Befindet sich die Quelle ionisierender Strahlung im Körper der Person, wie es bei der *Inkorporation* (Aufnahme) von Radionukliden der Fall ist, so liegt eine *innere Strahlenexposition* vor. Ist der gesamte Körper der Strahlung ausgesetzt, erhält man eine *Ganzkörperexposition*. Sie ist im allgemeinen gefährlicher und deshalb kritischer zu betrachten als eine *Teilkörperexposition*, bei der nur bestimmte Körperteile der Strahlung ausgesetzt sind. Allerdings können sich durch Anreicherung von inkorporierten Radionukliden in bestimmten Organen gefährlich hohe Dosiswerte ergeben.

Alle Lebewesen sind der kosmischen Strahlung (Höhenstrahlung) und der terrestrischen Strahlung (durch Einlagerung von natürlichen Radionukliden wie ^{40}K in Erdboden und Baustoffe) ausgesetzt. Dazu gelangen Radionuklide wie ^{14}C oder ^{220}Rn über die Atemluft oder die Nahrungsmittelkette in den Körper des Menschen und führen so zu einer inneren Strahlenexposition. Die genannten Komponenten zusammen verursachen die *natürliche Strahlenexposition* der Bevölkerung. Sie liegt im Mittel bei einer Äquivalentdosis von 0,15 rem pro Jahr. Je nach geologischer Umgebung und geographischer Lage können erhebliche Abweichungen von diesem Mittelwert auftreten. An manchen Gegenden der Erde werden natürliche Strahlenexpositionen von 2 rem und mehr beobachtet.

Personen, die aufgrund ihrer Berufsausübung oder Ausbildung mit ionisierender Strahlung umgehen, werden als *beruflich strahlenexponierte Personen* bezeichnet. Um ihr kanzerogenes (Kap. 2.5.2), teratogenes (Kap. 2.6) und genetisches Risiko (Kap. 2.7) durch die Einwirkung der ionisierenden Strahlung möglichst gering zu halten, hat der Gesetzgebern Dosisgrenzwerte (Kap. 3.3) festgelegt. Durch diese Dosisgrenzwerte wird bei Inkorporation von Radionukliden die maximal zulässige Aktivitätszufuhr bestimmt (Kap. 3.2).

3.2 Zivilisatorische Strahlenexposition

Unter *zivilisatorischer Strahlenexposition* werden alle Strahlenbelastungen zusammengefaßt, die ihre Ursache nicht in der natürlichen Strahlenexposition haben. Sie läßt sich in drei Gruppen unterteilen. Strahlenexposition infolge

(1) medizinischer Anwendung (0,05 rem pro Jahr)
(2) technischer Anwendung
(3) wissenschaftlicher Anwendung } (0,02 rem pro Jahr)

ionisierender Strahlung. In Klammern die derzeitigen genetisch signifikanten Strahlenexpositionen durch die jeweiligen Anwendungen.

Die mittlere genetisch signifikante Dosis in der Gesamtbevölkerung durch zivilisatorische Strahlenexposition (*ohne* Berücksichtigung medizinischer Maßnahmen) darf während einer Generation (30 a) 5 rem = 50 $\frac{mJ}{kg}$ nicht übersteigen. Dies entspricht einer maximalen Dosisaufnahme von etwa 0,17 rem pro Jahr. Diese Dosis hält man im Hinblick auf strahleninduzierte Mutationen noch für vertretbar (Kap. 2.7.1).

Die Gefährdung durch medizinische Anwendung ionisierender Strahlung gilt sowohl für die Patienten als auch für das Personal. Dabei ist die Strahlenexposition in der Röntgendiagnostik mit ca. 50 mrem pro Jahr im Vergleich zur Nuklearmedizin und Strahlentherapie mit je etwa 0,5 mrem pro Jahr weitaus am größten. Hieraus ergibt sich die Aufgabe, die Strahlenexposition bei Patienten und Personal durch geeignete Maßnahmen so klein wie möglich zu halten (Kap. 3.4).

Die bei der *Röntgendiagnostik* im Patienten auftretenden Dosiswerte sind, je nach Untersuchung und technischer Durchführung sehr verschieden. Es ist notwendig anzugeben, an welcher Stelle im Körper die Dosis interessiert, so z.B. die Hautdosis, Gonadendosis oder Körperdosis. Die Dosis kann allgemein durch Beschränkung des Nutzstrahlenbündels auf die minimal notwendige Größe (*Einblendung*), die *Gonadendosis* speziell durch eine Bleiabdeckung der Gonaden, die *Hautdosis* durch einen genügend großen Abstand des Röntgenröhrenbrennflecks von der Hautoberfläche (*Focus-Haut-Abstand*, FHA) vermindert werden.

Aufnahmeobjekt	Hautdosis [rem]	Gonadendosis (mä./wei.) [mrem]
Thorax	0,1	1/1
Magen	1	30/150

Bei einer *Durchleuchtung* muß immer daran gedacht werden, daß die Dosis proportional zur Durchleuchtungszeit ansteigt. Die Dosis kann bei länger dauernden Untersuchungen (Herzkatheterisierung) deshalb relativ hoch werden. Eine strenge Indikationsstellung, die Verwendung von BV-TV-Durchleuchtung (Kap. 4.1.2) sowie eine ausreichende Untersuchungserfahrung sollten Voraussetzung sein.

Die Strahlenexposition bei *strahlentherapeutischen* Anwendungen ist meist so hoch, daß eine Schädigung des gesunden Gewebes nicht immer vermieden werden kann. Durch besondere Bestrahlungstechniken (Kap. 6.2) läßt sich aber auch hier die Dosis reduzieren.

Die Strahlenexposition der Patienten in der *nuklearmedizinischen* Diagnostik ist bei sorgfältiger Auswahl des verwendeten Radiopharmazeutikums in der Regel kleiner als in der Röntgendiagnostik. Wegen der Anreicherung der Radionuklide in bestimmten Organen ist neben der Ganzkörperdosis auch die Dosis in bestimmten Organen wichtig.

Organ	Radiopharmazeutikum	Aktivität [µCi]	Dosis [mrem]
Schilddrüse	^{99m}Tc-Pertechnetat	500	100 Schilddr. 8 Ganzkörp.
Pankreas	^{75}Se-Methionin	250	1500 Ganzkörp.
Herzbinnenraum	^{99m}Tc-Albumin	10000	500 Blut 200 Ganzkörp.

Die vom Gewebe aufgenommene Dosis wird bei Radionukliden in erster Linie von der applizierten Aktivität, der Energie der Strahlung und der *effektiven Halbwertszeit* (Kap. 5.1) des Nuklids bestimmt.

Die Strahlenexposition des Untersuchungspersonals in der Röntgendiagnostik erfolgt hauptsächlich durch Streustrahlung. Sie kann bei chirurgischen Durchleuchtungen oder Herzkatheteruntersuchungen relativ hoch sein. Bei Beachtung von entsprechenden Schutzmaßnahmen (Kap. 3.4) sind jedoch auch in der Röntgendiagnostik ohne weiteres Körperdosen einzuhalten, die unter etwa 1/10 der höchstzulässigen Werte liegen (Kap. 3.3.1).

Eine höhere Strahlenexposition des Personals in der Strahlentherapie tritt nur in seltenen Fällen auf, eventuell bei Applikation von umschlossenen Radionukliden wie ^{226}Ra in der gynäkologischen Strahlentherapie.

Die Gefährdung des Personals in der nuklearmedizinischen Diagnostik geht in erster Linie von γ-Strahlern aus. Die Ortsdosisleistung $\dot{D}$ eines punktförmigen γ-Strahlers im Abstand r von der Quelle der Aktivität A errechnet sich zu

(3.1) $$\dot{D} = \Gamma \cdot \frac{A}{r^2}$$

dabei ist Γ die für das betreffende Radionuklid charakteristische *spezifische Gammastrahlenkonstante*. Weiterhin zu beachten sind Rückstreuungen der meist sehr durchdringenden

Strahlung von den Raumwänden, sowie die Kontaminations- und Inkorporationsgefahr beim Umgang mit offenen radioaktiven Strahlern etwa in den "heißen Isotopenlabors".

3.3 Strahlenschutzrecht

3.3.1 Röntgenverordnung (RöV)

Die Bereiche, in denen mit radioaktiven Stoffen oder Röntgenanlagen gearbeitet wird, müssen gekennzeichnet werden: als *Kontrollbereich*, wenn die Möglichkeit besteht, daß eine Person bei 40 h Aufenthalt pro Woche in diesem Bereich eine Ganzkörperdosis von mehr als 1,5 rem pro Jahr erhalten könnte. Ist die auftretende *Ortsdosisleistung* gar größer als 0,3 $\frac{\text{rem}}{\text{h}} = 3 \frac{\text{mJ}}{\text{kg} \cdot \text{h}}$, so ist der Bereich zum Sperrbereich zu erklären. An den Kontrollbereich angrenzende Bezirke müssen als (betrieblicher) *Überwachungsbereich* gekennzeichnet werden, falls Personen bei ständigem Aufenthalt dort eine Ganzkörperdosis von mehr als 0,5 rem pro Kalenderjahr erhalten könnten.

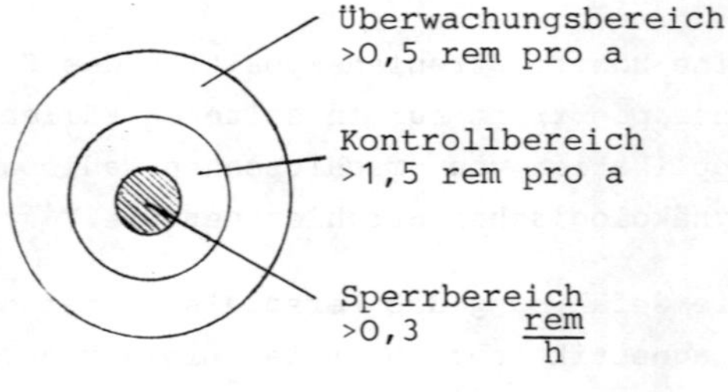

Abb. 3.1

Die maximal zulässigen Dosen pro Kalenderjahr betragen für beruflich strahlenexponierte Personen für

Ganzkörper, Knochenmark, Gonaden	5 rem
Hände, Füße, Unterschenkel	60 rem
Knochen, Schilddrüse	30 rem
andere Organe	15 rem.

Im Kalendervierteljahr darf die akkumulierte Dosis höchstens 2,5 rem betragen. Die bis zum Lebensalter von N Jahren durch beruflichen Umgang mit ionisierender Strahlung erhaltene Dosis darf die höchstzulässige Lebensalterdosis von $D = 5 \cdot (N-18)$ nicht übersteigen.

Frauen im konzeptionsfähigen Alter dürfen im Monat maximal 0,5 rem Gonadendosis aufnehmen. Schwangere Frauen und Jugendliche unter 18 Jahren dürfen nicht im Kontrollbereich beschäftigt werden.

Als *beruflich strahlenexponiert* werden Personen bezeichnet, die bei ihrer Berufsausübung mit ionisierender Strahlung umgehen und dabei eine Ganzkörperdosis von mehr als 0,5 rem pro Jahr erhalten können. Diese Personen sind mindestens jährlich ärztlich zu untersuchen und halbjährlich über den Strahlenschutz zu belehren. Zur Überwachung von gefährdeten Bereichen ist eine ständige *Ortsdosismessung* durchzuführen. Für beruflich strahlenexponierte Personen besteht darüberhinaus die Verpflichtung zur Messung der *Personendosis*. Dies muß mit zwei unabhängigen Methoden geschehen, wobei die eine Methode eine ständige Ablesung der Dosis ermöglicht (z.B. Füllhalterdosimeter), während die andere Messung mit Dosimetern zu erfolgen hat, die nicht gelöscht werden können (z.B. Filmdosimeter) und monatlich einer zentralen Auswertestelle zu übersenden sind.

Über die Anwendung von Röntgenstrahlen am Menschen besteht die Pflicht zur Anfertigung eines Protokolls, das 10 Jahre lang aufzubewahren ist.

3.3.2 Strahlenschutzverordnung (StrlSchV)

Nach der Strahlenschutzverordnung ist der Umgang mit radioaktiven Stoffen oberhalb der gesetzlichen Freigrenzen genehmigungspflichtig; wie es i.a. auch der Betrieb einer Röntgeneinrichtung nach der RöV ist. Ansonsten gelten für die StrlSchV exakt die gleichen Bestimmungen wie sie oben bei der Erklärung der RöV dargelegt worden sind.

Zusätzlich zu den beiden obigen Verordnungen ist noch die *Unfallverhütungsvorschrift* (UVV) zu berücksichtigen. Sie schreibt z.B. eine Mindestfilterdicke von 2 mm Al und einen Focus-Haut-Abstand von mindestens 30 cm vor. Weiterhin ist auf die Einhaltung der DIN-Normen für die radiologische Technik zu achten.

3.4 Praktischer Strahlenschutz

Zur Verminderung der Strahlenexposition bei der praktischen Arbeit mit ionisierender Strahlung gibt es einige Maßnahmen, die unbedingt zu beachten sind. Sie sind dem betreffenden radiologischen Bereich (Röntgendiagnostik, Nukleardiagnostik, Strahlentherapie) mit seinen speziellen Eigenschaften der dort hauptsächlich auftretenden Strahlung anzupassen. Anzustreben sind:

(1) möglichst *kurze Expositionszeit*, d.h. kurze Einschaltzeit, Verwendung von Radionukliden mit kleiner Halbwertszeit, kurzer Aufenthalt in gefährdeten Bereichen;

(2) möglichst *großer Abstand* (beachte das quadratische Abstandsgesetz, Gleichung 3.1) von der Strahlenquelle, d.h. großer Abstand vom Patienten, große Räume und langstielige Greifwerkzeuge in der Nuklearmedizin;

(3) möglichst *gute Abschirmung* der Strahlenquelle, d.h. in der Röntgendiagnostik Bleischutzgehäuse der Röntgenröhre, in der Nukleardiagnostik zentimeterdicke Kunststoffschichten gegen β-Strahlung (Vermeidung von Bremsstrahlung) und zentimeterdicke Bleischichten gegen γ-Strahlung;

(4) gute Abschirmung zwischen Strahlenanwendung und Personal durch Bleiwände und -schürzen in der Röntgendiagnostik. Vermeidung von Kontamination und Inkorporation beim Umgang mit offenen radioaktiven Stoffen in der Nuklearmedizin durch Schutzkleidung (Handschuhe) und Greifwerkzeuge. In der Strahlentherapie sind dicke Betonwände zwischen Bestrahlungsraum und Schalterraum vorzusehen, sowie Abschirmwände bei Krankenzimmern mit strahlenden Patienten (z.B. mit ^{226}Ra);

(5) möglichst gute Einengung der strahlenexponierten Körperregion durch Einblendung des Nutzstrahlenbündels und möglichst hohe relative Aktivitätsanreicherung im Zielorgan;

(6) ständige Dosisüberwachung, d.h. Messung von Personen- und Ortsdosis, speziell in der Nukleardiagnostik laufende *Kontaminations*- und *Inkorporations*überwachung.

Die Inkorporation von Radionukliden kann oral, parenteral, über die Atmung oder durch die Haut erfolgen. Die durchzuführenden Maßnahmen sollen eine beschleunigte Ausscheidung des inkorporierten Radionuklids bewirken. Die Kontamination der Haut wird durch Monitore festgestellt. Eine angezeigte Kontamination muß durch Dekontaminationsmittel (z.B. in Form von Pasten) beseitigt werden.

- Bei einer Strahlenexposition ist zwischen Ganz- und Teilkörperexposition zu unterscheiden.
- Die natürliche Strahlenexposition beträgt in Mittel etwa 0,15 rem pro Jahr.
- An der zivilisatorischen Strahlenexposition hat die medizinische Anwendung ionisierender Strahlung den höchsten Anteil (0,05 rem pro Jahr), der fast ausschließlich durch röntgendiagnostische Maßnahmen verursacht wird.
- Nach dem Strahlenschutzrecht müssen Bereiche, in denen Personen eine Ganzkörperdosis von mehr als 1,5 rem pro Jahr erhalten können als Kontrollbereich, bei mehr als 0,5 rem pro Jahr als Überwachungsbereich ausgewiesen werden.
- Für beruflich strahlenexponierte Personen gelten als maximal zulässige Dosis pro Kalenderjahr: für den ganzen Körper 5 rem, für Hände und Füße 60 rem.
- Als Grundregeln zum Schutz vor Strahlenexposition sind zu beachten: kurze Expositionszeit, großer Abstand, gute Abschirmung der Strahlenquelle und Schutzkleidung.

4 RÖNTGENDIAGNOSTISCHE VERFAHREN UND DEREN AUSSAGEWERT

4.1 Allgemeine technische Grundlagen röntgendiagnostischer Methoden

4.1.1 Erzeugung eines Röntgenbildes

Die wesentlichen Bestandteile einer diagnostischen Röntgeneinrichtung sind Röntgengenerator, Röntgenröhre und Aufnahme- bzw. Durchleuchtungsgerät.

Der *Röntgengenerator* enthält alle zum Betrieb der Röntgenröhre benötigten elektrischen Teile: Hochspannungstransformator (25 - 150 kV), Heiztransformator (12 - 20 V), Gleichrichter, Schalttisch und Verbindungskabel.

In der *Röntgenröhre* wird das zur Diagnostik benutzte *Röntgenstrahlenbündel* erzeugt: In einer evakuierten Röhre werden aus der beheizten Kathode (-Pol) austretende Elektronen gebündelt und durch die angelegte hohe Gleichspannung zur Anode (+Pol) hin beschleunigt. In der Anode werden die Elektronen abgebremst – ihre kinetische Energie wird dabei größtenteils (> 99%) in Wärmeenergie, zu einem kleinen Teil (< 1%) in die erwünschte hochenergetische elektromagnetische Röntgenstrahlung ("Bremsstrahlung") umgewandelt (Abb. 4.1).

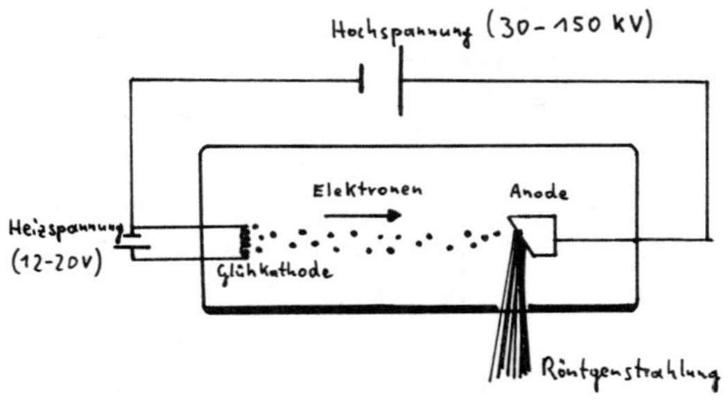

Abb. 4.1

Wegen der hohen Wärmebelastung des Brennflecks auf der Anode sind heutige Röntgenröhren meist mit einer *Drehanode* ausgerüstet, einem rotierenden Teller aus Wolfram oder Rhenium-Wolfram-Legierungen. Außerdem ist die Anodenfläche schräggestellt, um trotz einer relativ großen Auftrefffläche der Elektronen (größere thermische Belastbarkeit!) einen kleinen optisch wirksamen Fokus (größere Zeichenschärfe!) zu erhalten (Abb. 4.2):

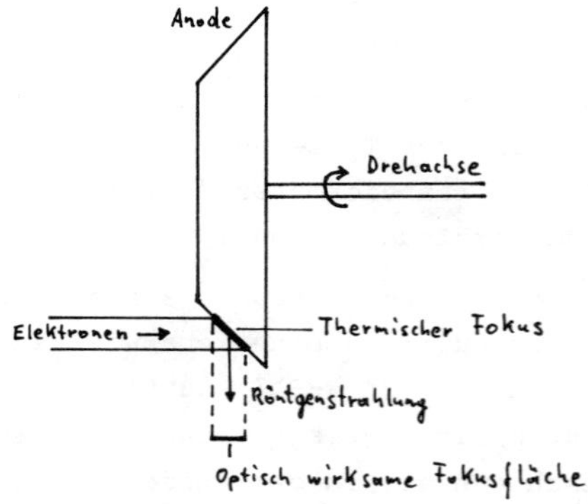

Abb. 4.2

Die gläserne Röntgenröhre ist in ein metallisches ölgefülltes Röhrengehäuse eingebaut, das zur Wärmeableitung, zur elektrischen Isolation und zum Strahlenschutz dient. Durch ein Fenster im Gehäuse tritt nur ein schmales Strahlenbündel, das *Nutzstrahlenbündel*, in den Außenraum.

Die Qualität (d.h. die spektrale Energieverteilung) der austretenden Strahlung hängt von der Röhrenspannung ab (siehe auch Kap. 1.1.2): Werte über 100 kV erzeugen "*harte*" Röntgenstrahlung mit kurzen Wellenlängen und großer Durchdringungsfähigkeit, Werte unter 70 kV "*weiche*", langwellige Strahlung mit geringerer Durchdringungsfähigkeit. Filterung der Strahlung durch die Röhrenwand (Eigenfilter) und durch zusätzliche Aluminiumfilter schwächt besonders den weichen Strahlungsanteil und führt zur "Aufhärtung" der Strahlung. Unabhängig von der Röhrenspannung läßt sich die *Intensität* der austretenden Strahlung durch den Anodenstrom regeln. Als Maß für die Anzahl der während der Belichtung emittierten Röntgenquanten wird deshalb das Produkt aus Anodenstromstärke und Belichtungszeit (in mA·s) angegeben.

Röntgenstrahlung wird beim Durchtritt durch Materie in Abhängigkeit von der Art der Materie, der Schichtdicke und der Strahlenqualität geschwächt (siehe Kap. 1.2.2). Bringt man ein Objekt von bestimmter materieller Zusammensetzung in den von einer Röntgenröhre emittierten Strahlenkegel, so wird das im Bereich des Kegels annähernd kugelsymmetrische Strahlungsfeld (die Intensität nimmt mit dem Quadrat des Abstands vom Fokus ab) durch Absorption und Streuung in der Materie verändert. Projiziert man das durch das durchstrahlte Objekt veränderte Feld auf eine geeignete Detektionsfläche hinter dem Objekt (z.B. Film, Leuchtschirm), so erhält man aus der unterschiedlichen Leuchtdichte auf dem Schirm bzw. aus der unterschiedlichen Schwärzung des Films gleichsam ein Schattenbild des Objektes. Je nach Art des Bilddetektors ergeben sich dabei Positiv- oder Negativbilder (Abb. 4.3):

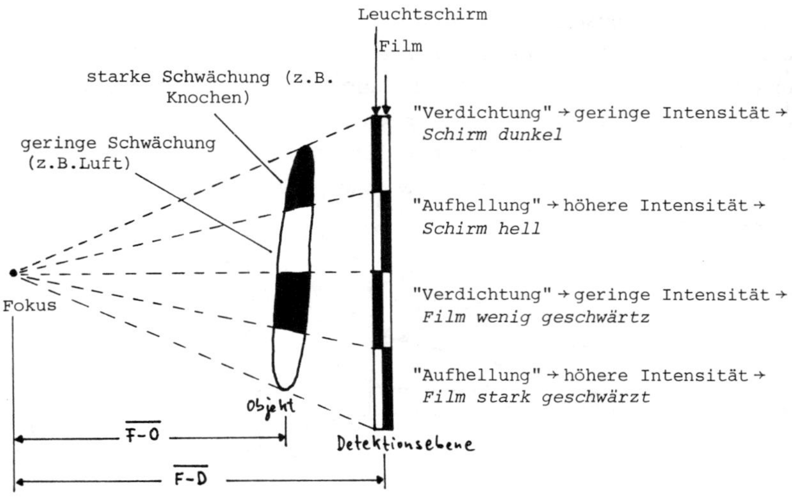

Abb. 4.3 Prinzip der Röntgenabbildung

Die Begriffe "Verdichtung" bzw. "Verschattung" und "Aufhellung" werden immer auf das Positivbild (Leuchtschirm) bezogen – auf dem Röntgen*film* erscheinen also Verdichtungen *hell* und Aufhellungen *dunkel*.

Für die Abbildungsgeometrie des Röntgenbildes gelten wegen des nahezu punktförmigen Fokus die Gesetze der *Zentralprojektion*: da sich die Detektionsebene in einem gewissen Abstand hinter dem Objekt befindet, bildet der divergierende Strahlenkegel das Objekt vergrößert ab. Der Vergrößerungsfaktor V berechnet sich zu $V = \overline{F-D}/\overline{F-O}$ (siehe Abb. 4.3). Zu bedenken ist immer, daß ein Röntgenbild eine zweidimensionale Projektion eines dreidimensionalen Objektes ist – im Strahlengang hintereinanderliegende Objektteile überlagern sich auf dem Bild. Aufnahmen in verschiedenen Projektionen erleichtern die Beurteilung.

Die im abzubildenden Objekt entstehende *Streustrahlung* (besonders bei harter Strahlung) führt zu einer Kontrastverminderung und damit zu einer schlechteren Detailerkennbarkeit. Der Einfluß der Streustrahlung wird reduziert durch Einblenden des Nutzstrahlenbündels auf die Grenzen des abzubildenden Gebietes mittels eines Tubus oder einer sog. *Tiefenblende* und durch Verwendung von filmnahen *Streustrahlenrastern*. Diese lassen nur die bildgebenden Anteile des Strahlenbündels durch und absorbieren die in beliebige Richtungen emittierte Streustrahlung mittels auf den Fokus gerichteter Bleilamellen (Abb. 4.4):

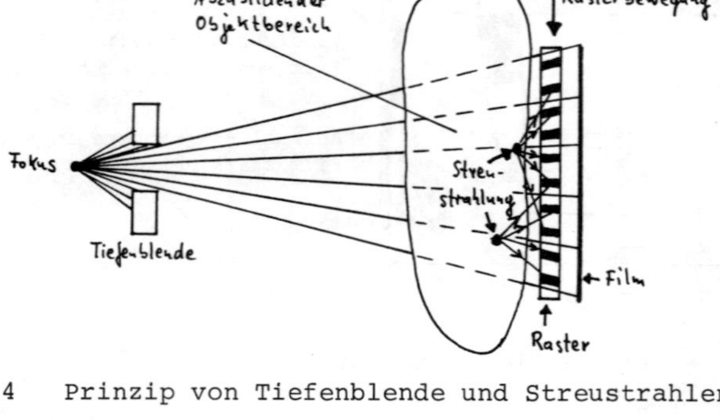

Abb. 4.4 Prinzip von Tiefenblende und Streustrahlenraster

Durch die Bewegung des Rasters während der Aufnahme wird die Abbildung der Lamellen verwischt und stört das Bild nicht.

Durch spezielle *Verstärkungsfolien* (zusammen mit dem Film in einer *Kassette* untergebracht), die die Röntgenstrahlen absorbieren und in langwelligeres Licht (für das der Film empfindlicher ist) umwandeln, läßt sich die für eine bestimmte Schwärzung des Films erforderliche Belichtungszeit und damit auch die Strahlenbelastung des Patienten reduzieren.

Bei einem *Belichtungsautomaten* mißt eine in Filmnähe eingebaute Meßkammer während der Aufnahme die Strahlendosis. Wenn die für eine vorher gewählte Filmschwärzung erforderliche Dosis erreicht ist, schaltet die Automatik ab – auf diese Weise werden über – oder unterbelichtete Aufnahmen vermieden.

4.1.2 Röntgenbildverstärker, Röntgenfernsehen, Kinematographie, Bildbandspeicher

Mit einem normalen Fluoreszenzleuchtschirm aufgenommene Röntgenbilder ("Durchleuchtung", s.a.Kap. 4.2.4) sind sehr lichtschwach und können nur in dunklen Räumen nach ausreichender Dunkeladaptation (15-20 min) des Untersuchers betrachtet werden. Außerdem ist die Detailerkennbarkeit schlechter als beim Röntgenfilm und die Strahlenbelastung des Patienten relativ groß. Wesentliche Vorteile bietet demgegenüber die *Röntgenbildverstärkerröhre*: das hinter dem durchleuchteten Objekt entstehende Strahlenrelief erzeugt am Eingangsleuchtschirm des Bildverstärkers ein Fluoreszenzbild. Das Fluoreszenzlicht wiederum löst aus einer hinter dem Schirm liegenden Photokathode Photoelektronen aus, die in der evakuierten Bildverstärkerröhre durch eine Hochspannung beschleunigt und durch geeignete elektrische Felder (Elektronen-Optik) auf den Betrachtungsleuchtschirm gelenkt werden. Dort erzeugen sie – ähnlich wie in einem Elektronenstrahloszillographen – eine mehrtausenfach hellere, verkleinerte Abbildung des Eingangs-Fluoreszenzbildes und damit auch des zu untersuchenden Röntgenstrahlenreliefs (Abb. 4.5):

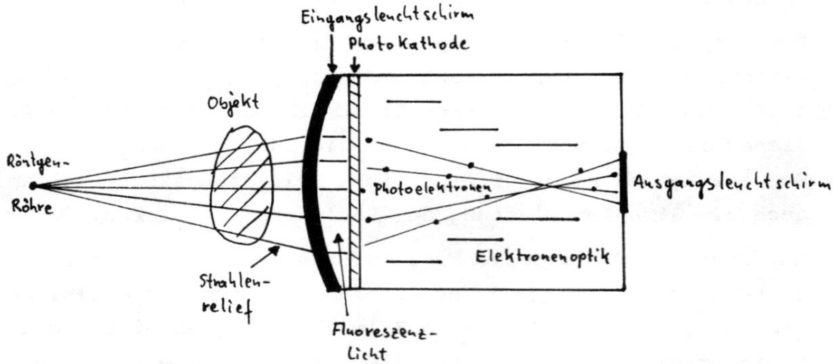

Abb. 4.5 Prinzip des Röntgenbildverstärkers

Das Bild am Ausgangsleuchtschirm kann über eine spezielle Optik direkt betrachtet werden oder mit einer Fernsehkamera aufgenommen und auf beliebig plazierte Monitore übertragen werden (*Röntgenbildverstärker-Fernsehkette*). Die Vorteile eines solchen Untersuchungssystemes sind:

- helles, kontrastreiches Bild mit hoher Detailerkennbarkeit, Untersuchung im nicht verdunkelten Raum.
- Reduktion der Strahlenbelastung für Patient und Untersucher (um mehr als die Hälfte).
- Übertragung des Bildes auf Monitore, Speicherung auf Magnetband.

Die Bildverstärker-Ausgangsbilder können zur Funktionsdiagnostik auch mit einer Filmkamera (*Röntgenkinematographie*) aufgenommen werden oder mit einer Einzelbildkamera dokumentiert werden.

4.1.3 Schichtaufnahmetechnik

Das *Schichtaufnahmeverfahren (Tomographie)* gestattet die scharfe Abbildung einzelner wählbarer Objektschichten bei gleichzeitiger Verwischung der darüber- und darunterliegenden Schichten. Auf diese Weise können Details sichtbar gemacht werden (z.B. Kavernen in der Lunge), die auf der Übersichtsaufnahme aufgrund von Überlagerungen nicht erkennbar sind. Das Prinzip der Schichtaufnahmetechnik besteht darin, daß durch eine gegensinnige, gekoppelte Bewegung von Röhre und Film um das Objekt herum die in der Drehpunktebene liegenden Strukturen immer auf dieselbe Stelle des Films – und damit scharf – abgebildet werden, während die nicht in dieser Ebene liegenden Strukturen auf ständig wechselnde Punkte projiziert werden und somit unscharf abgebildet ("verwischt") werden (Abb. 4.6):

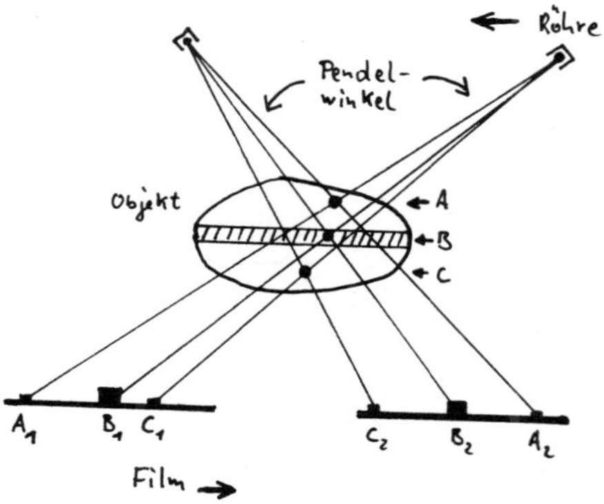

Abb. 4.6 Prinzip der Schichtaufnahmetechnik

Die Dicke der scharf abgebildeten Schicht ist um so kleiner, je größer der Winkel ist, den Röhre und Film bei der Aufnahme zurücklegen (Pendelwinkel). Der Verwischungsgrad der nicht interessierenden Objektbereiche läßt sich durch komplizierte Röhren-Film-Bewegungen (z.B. spiralförmig) verbessern.

4.1.4 Computertomographie

Die genaue Rekonstruktion zweidimensionaler Körperscheiben ermöglicht ein neues Verfahren, das seit 1972 auf dem Markt ist: die *Computertomographie* (CT). Das Verfahren beruht darauf, daß eine Röntgenröhre in Höhe der zu untersuchenden Körperschicht in kleinen Winkelschritten um die Körperlängsachse (axial) bewegt wird. Die den Körper durchdringende Strahlung (deshalb: *Transmissionstomographie*) wird auf der gegenüberliegenden Seite von einem mitbewegten oder stationären Detektorsystem (meist Halbleiterdetektoren) registriert. Die Meßdaten sämtlicher Winkelpositionen werden an einen Computer übergeben, der daraus mit speziellen mathematischen Rekonstruktionsalgorithmen ein zweidimensionales Verteilungsmuster der Strahlenabsorption für den betreffenden Körperquerschnitt konstruiert. Abb. 4.7 zeigt das Prinzip eines CT-Systems der 4. Generation mit stationärem 360°-Detektorring und rotierender Röntgenröhre. Ein solches System benötigt für ein Schnittbild nur wenige Sekunden:

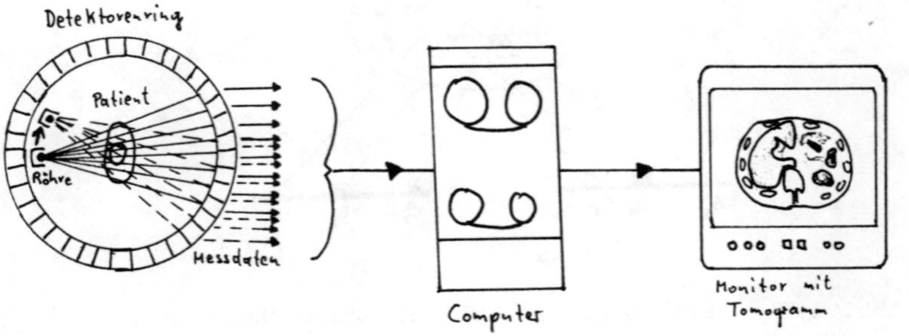

Abb. 4.7: CT-System der 4. Generation

Aufgrund der Möglichkeit, einzelne Scheiben des Körpers anatomisch exakt (Auflösung ca. 2 mm) und überlagerungsfrei darzustellen, bietet die CT eine Reihe neuer diagnostischer Perspektiven. Unbestritten ist der Fortschritt auf dem Gebiet der Schädel-Hirn-Diagnostik, während der Nutzen der Ganzkörper-CT im Bereich von Abdomen und Thorax noch nicht vollständig und systematisch untersucht ist, zumal sie hier mit bewährten und effizienten Verfahren zu konkurrieren hat, die weniger kostspielig sind.

4.1.5 Untersuchungsmethoden der Mamma

Die röntgenologische Darstellung der weiblichen Brust (*Mammographie*) dient vor allem zur Erkennung eines okkulten Mammakarzinoms. Die Untersuchung wird mit Spezialröhren und -filmen mit weicher Strahlung (25 - 35 kV) vorgenommen – am besten kurz nach der Menstruation. Es werden immer *beide* Brüste aufgenommen.
Technik: Kranio-kaudal, medio-lateral (Profil), ev. Spezialaufnahme der Axilla. Ein *Mammakarzinom* äußert sich im Röntgenbild als umschriebene, im Zentrum maximale Verdichtung – bei der szirrhösen Form mit feinen, streifigen Ausläufern, sonst höckrig unregelmäßig oder unscharf begrenzt, z.T. glattrandig. Häufig sind Mikroverkalkungen zu finden. Die *wichtigsten Indikationen* zur Mammographie sind:

- pathologische oder unklare Tastbefunde
- blutende oder sezernierende Mammillen (zusätzlich Milchgangsdarstellung!)
- Primärtumorsuche bei Metastasen
- Zustand nach Amputation der kontralateralen Mamma wegen Karzinom.

4.1.6 Kymographie

Die *Kymographie* ist ein röntgenologisches Verfahren zur Darstellung von Organbewegungen. Dazu wird ein Bleiraster mit äquidistanten parallelen Schlitzen verwandt, das während der Aufnahme senkrecht zur Schlitzrichtung zwischen Patient und Film bewegt wird. Randbewegungen des Organs parallel zum

Schlitzverlauf bilden sich als Randzacken auf dem Film ab (s.a.Kap. 4.2.6).

4.1.7 Röntgenuntersuchungen mit Kontrastmitteln

Viele Hohlorgane, Gefäße und Teilräume des menschlichen Körpers, die sich nicht oder nur gering in ihren Schwächungseigenschaften für Röntgenstrahlung vom umgebenden Gewebe abheben, lassen sich durch in den Körper eingebrachte *Kontrastmittel* röntgenologisch darstellen. Mittel, die Elemente mit hoher Ordnungszahl enthalten, absorbieren die Röntgenstrahlung besonders stark und werden als *positive* Kontrastmittel verwendet, z.B. Bariumsulfatsuspensionen (Magen-Darm-Trakt), jodhaltige Lösungen (Urogenitaltrakt, Gefäßsystem, Bronchographie) oder brom-, wismut- und choriumhaltige Verbindungen. Mittel mit niedriger Dichte (Luft, O_2, N_2, CO_2, Lachgas) ergeben *negativen* Kontrast und dienen z.B. zur Darstellung im Bereich des Magen-Darm-Trakts, der Harnblase, des Peritoneal- und Retroperitonealraums und der liquorführenden Räume.
Kontrastmittel können – je nach Lage der darzustellenden Strukturen – durch Direktpunktion oder mit speziellen Kathetern in Hohlräume oder Gefäße injiziert, oral oder rektal, z.T. auch i.v. zugeführt werden.

Komplikationen können sich ergeben aus der Art der Applikation (z.B. fehlerhafte Punktion,kardiale oder zerebrale Zwischenfälle bei Herz- bzw. Gehirnuntersuchungen), vor allem aber durch allergische oder sogar *anaphylaktische Reaktionen* nach Gabe jodhaltiger Kontrastmittel (6-25% nach i.v. Zufuhr). Sofortmaßnahme im Falle eines anaphylaktischen Schocks ist die Injektion von Adrenalin und eines Glucocorticoids.

Der Patient muß vom Arzt vor dem jeweiligen Eingriff über die Risiken aufgeklärt werden. Die Indikation zur Kontrastmitteluntersuchung ist in jedem Fall streng zu stellen!

4.1.8 Kontrastdarstellung des Herzens und der Gefäße

Herzhöhlen und Gefäße können zur Erhebung von Befunden, die mit konventionellen klinischen oder röntgenologischen Methoden nicht oder nicht exakt genug zu gewinnen sind, nach Injektion trijodierter wasserlöslicher Kontrastmittel röntgenologisch untersucht werden.

Bei der *Angiokardiographie* wird Kontrastmittel entweder über eine periphere Vene injiziert (heute kaum noch angewandt) oder über einen Katheter direkt in einen der Herzinnenräume oder eines der großen Gefäße eingebracht (*selektive* Angiokardiographie). Der rechte Ventrikel (*Dextrokardiographie*) wird über einen venösen Katheter erreicht, der linke Ventrikel (*Laevokardiographie*) entweder retrograd über die A. femoralis (evtl. A. brachialis oder A. axillaris) oder durch Vorschieben des Katheters vom rechten in den linken Vorhof (Punktion des Vorhofseptums) und durch die Mitralklappe.

Wichtige Aussagen über den anatomischen und funktionellen Zustand der Herzkranzgefäße liefert die (selektive) *Koronarographie*. Dabei werden Spezialkatheter von der A. brachialis oder der A. femoralis aus in das rechte und linke Koronarostium vorgeschoben.

Die Kontrastmitteldarstellung der Aorta thoracalis und abdominalis mit ihren Ästen (*Aorto-Arteriographie*) erfolgt mit einem über die A. femoralis (oder A. brachialis) eingeführten Katheter. Über den gleichen Weg ist ebenfalls eine selektive Darstellung der abgehenden Arterien möglich. Die Aorta abdominalis kann auch vom Rücken aus durch direkte perkutane translumbale Punktion erreicht werden.

Unter *Phlebographie (Venographie)* versteht man die röntgenologische Darstellung der Venen durch Kontrastmittelinjektion. Am häufigsten angewandt wird die *direkte* Venographie mit i.v. Injektion des Kontrastmittels (Bein- u. Armvenen, Vv. iliacae, V. cava), auch retrograd zur Prüfung der Venenklappenfunktion (tiefe Beinvenen). Selektive Katheterverfahren werden zur Darstellung z.B. der Vv. lumbales ascendentes und Vv. renales

benutzt. Bei der Arteriographie gestattet die venöse Rückflußphase des Kontrastmittels die Untersuchung des zugehörigen venösen Gefäßsystems (*indirekte Venographie*, große Bedeutung bei der zerebralen Angiographie!).
Schließlich kann das Kontrastmittel in den Markraum eines Knochens injiziert werden (*intraossale* Venographie).

Zur Darstellung von Milzvene und Pfortader wird Kontrastmittel nach perkutaner oder laparoskopisch kontrollierter Milzpunktion (während kurzdauerndem Atemstillstand) in das Milzparenchym instilliert (*Splenoportographie*).

4.1.9 Lymphographie

Bei der *Lymphographie* erfolgt die Injektion eines öligen, jodhaltigen Kontrastmittels in ein vorher mit Farbstoff markiertes, freipräpariertes oberflächliches Lymphgefäß am Fuß- oder Handrücken (Injektionsdauer 1 h). Direkt nach der Injektion stellen sich die Lymphgefäße dar (*Lymphangiogramm*), 24 h später die Lymphknoten (*Lymphadenogramm*).

4.1.10 Zerebrale Angiographie, Pneumenzephalographie und Myelographie

Methode der Wahl bei *zerebraler Angiographie* ist die direkte, perkutane Punktion der A. carotis communis am Hals mit Kontrastdarstellung des Gefäßgebietes der A. carotis externa und interna. Vertebralis- und Basilariskreislauf lassen sich retrograd von der A. brachialis aus (maschinelle Injektion) darstellen. Katheterverfahren gestatten die selektive Untersuchung einzelner Arterienäste. Meist werden Serienaufnahmen in 2 Ebenen (1-3 Bilder/sec.) mit Erfassung auch der venösen Rückflußphase angefertigt.

Hirnventrikelsystem und Subarachnoidalräume werden im negativen Kontrast dargestellt: nach Lumbal- oder Suboccipitalpunktion wird ein Teil des Liquors gegen Luft, O_2 oder Helium ausgetauscht (*Pneumencephalographie*); Kontraindikation: Hirndrucksteigerung.

Die röntgenologische Kontrastmitteldarstellung des Spinalkanals (*Myelographie*) wird sowohl mit positiven (Jodester) als auch mit negativen (Luft, O_2, Helium) Kontrastmitteln durchgeführt.

- In einer Röntgenröhre wird hochenergetische elektromagnetische Strahlung durch Abbremsen beschleunigter Elektronen erzeugt (Bremsstrahlung).
- Mit Spannungen über 100 kV wird "harte", mit Spannungen unter 70 kV "weiche" Strahlung erzeugt.
- Röntgenbilder sind "Schattenbilder", die durch unterschiedliche Schwächung der Röntgenstrahlung beim Durchtritt durch das Objekt entstehen.
- Für die Röntgenabbildung gelten die Gesetze der Zentralprojektion.
- Die im Objekt entstehende Streustrahlung vermindert den Kontrast. Sie läßt sich durch Streustrahlenraster unterdrücken.
- Mit der Schichtaufnahmetechnik (Tomographie) werden einzelne Körperschichten scharf abgebildet, die darüber- und darunterliegenden "verwischt".
- Die Computer-Tomographie liefert überlagerungsfreie Bilder einzelner Körperquerschnitte.
- Die Mammographie wird mit Weichstrahltechnik (25-35 kV) durchgeführt.
- Mit der Kymographie werden Schattenrandbewegungen sichtbar gemacht.
- Kontrastmitteluntersuchungen können mit positiven (Bariumsulfat, Jod) und negativen (Luft oder Gase) Kontrastmitteln durchgeführt werden.
- Bei der Angiokardiographie wird Kontrastmittel über einen Katheter direkt in die Herzinnenräume appliziert.
- Die Splenoportographie stellt Milzvene und Pfortadersystem durch ins Milzparenchym instilliertes Kontrastmittel dar (Direktpunktion der Milz).
- Bei der Lymphographie erfolgt die Kontrastdarstellung von Lymphgefäßen sofort und Lymphknoten (nach 24 h) durch Injektion in ein oberflächliches Lymphgefäß am Fuß- oder Handrücken.

- Bei der Myelographie wird der Spinalkanal mit Jod- oder Luftkontrast dargestellt.
- Bei der zerebralen Angiographie wird meist die A. carotis communis punktiert.
- Die Darstellung der liquorführenden Räume erfolgt im negativen Kontrast mit Luft oder Gas (Pneumenzephalographie).

4.2 Aussagewert der Methoden

4.2.1 Röntgen-Aufnahme

Anatomische und pathologische Strukturen sind nur dann im "normalen" Röntgenbild darstellbar, wenn sie sich in ihren Schwächungseigenschaften so gut von der Umgebung unterscheiden, daß auf dem Film ein für das Auge erkennbarer Schwärzungskontrast entsteht. Die Differenzierung verschiedener Strukturen ist auf diese Weise nur möglich, wenn der Dichteunterschied mindestens 5-10% beträgt – es lassen sich daher lediglich stark wasserhaltige Gewebe (Weichteile) von Luft und Fett, die stärker strahlendurchlässig sind, sowie von kalzium- und schwermetallhaltigen Strukturen (Knochen, Konkremente) abgrenzen.

Die *Qualität des Röntgenbildes* läßt sich durch spezielle Vorrichtungen wie Spezialröhren, Filter, Blenden, Raster, Spezialfilme, Verstärkungsfolien (s.Kap. 4.1.1), aber auch durch die Aufnahmetechnik beeinflussen:

- die *geometrischen Verhältnisse* auf dem Film (Vergrößerungen, Verzeichnung, geometrische Unschärfe) hängen vom Fokus-Film- und vom Fokus-Objekt-Abstand ab.
- Die *Bewegungsunschärfe* bei der Aufnahme bewegter Objekte wächst mit der Belichtungszeit.
- Der *Kontrast* läßt sich über die Röhrenspannung verändern: Hartstrahltechnik (über 100 kV) ergibt geringeren Kontrast und wird vor allem in der Thoraxdiagnostik verwendet (Knochenschatten treten zurück, dadurch bessere Detailerkennbarkeit der Lungenstrukturen), Weichstrahltechnik mit hohem Kontrast wird z.B. bei der Mammographie benutzt.

Trotz der oben genannten Einschränkungen bietet eine Röntgenaufnahme eine Vielfalt an Informationen, die in vielen Fällen eine Diagnose auch ohne aufwendige Spezialverfahren ermöglicht.

Thorax

Eine Übersicht über die *Thoraxorgane* geben die Standard-Thorax-Aufnahmen im sagittalen (p.-a. = posterior-anterior = Strahlengang von hinten nach vorn) und im frontalen (links- oder rechts- seitlichen) Strahlengang. Zur Ergänzung dienen Schrägaufnahmen, bei der Herzuntersuchung gehören rechte-vordere (gute Beurteilung des linken Vorhofs) und linke-vordere Schrägstellung ebenfalls zu den Standardaufnahmen, meist mit einer Kontrastdarstellung des Oesophagus verbunden.

Das *Zwerchfell* projiziert sich im p.a-Bild etwa auf die 10.-11. Hinterrippe, wobei die rechte Kuppe etwas höher steht als die linke. Das Bild der Lungen wird bestimmt durch die Blutgefäße, die sich gegenüber dem lufthaltigen Gewebe gut abheben und zur Peripherie hin verjüngen, das interstitielle Lungengewebe stellt sich nicht dar. Das Bild der Lungenhili wird geprägt durch die Stämme der beiden Pulmonalarterien. Auf Hartstrahlaufnahmen ist der Tracheobronchialbaum bis zum Abgang der Segmentäste zu erkennen.

Das *Herz* hebt sich auf dem p.-a.-Bild nach rechts und links gut gegen die Lungen ab. Die einzelnen Herzteile lassen sich jedoch nur indirekt anhand der Randkonturen beurteilen. Der Aortenbogen läßt sich links gegen die Lunge abgrenzen, ebenso ein Teil der A. pulmonalis (Pulmonalsegment), rechts ist die V. cava superior randbildend. Abb. 4.8 zeigt schematisch die Konturen des Herzens und der großen Gefäße im p.-a.-Bild: s.S.62.

Das *Thoraxskelett*, bestehend aus der Brustwirbelsäule, den Rippen, den Schlüsselbeinen und dem Brustbein, überlagert sich im Röntgenbild den Thoraxorganen.

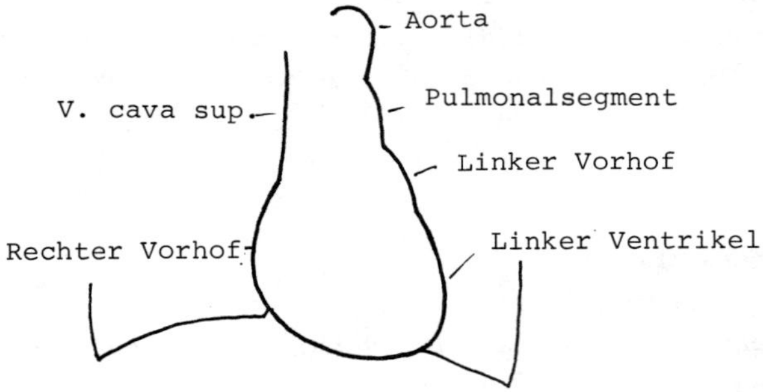

Abb. 4.8: Röntgenschatten des Herzens und der großen Gefäße im p.-a.-Bild (schematisch)

Wichtige pathologische Veränderungen, die im Thorax-Röntgenbild charakteristische Zeichen ergeben, sind:

- Freier *Pleuraerguß*: vom Phrenicocostalwinkel lateral ansteigende Verschattung mit Meniscuskonfiguration, Veränderung bei Lagewechsel.
- *Pneumothorax*: Retraktion der Lunge (zarte Grenzlinie zu erkennen); Luft, evtl. Flüssigkeitsspiegel (Seropneumothorax) im Pleuraraum. Beim Spannungspneumothorax Totalkollaps der Lunge und Verlagerung des Mediastinums zur gesunden Seite.
- *Lungenemphysem*: Aufhellung der Lungen (umschrieben oder allgemein); bei der obstruktiven Form Abflachung der Zwerchfellkuppen, Rarefikation der peripheren Lungengefäßzeichnung, Faßthorax.
- *Lungenstauung*: Dilatation der Venen und Arterien, bei interstitiellem Ödem unscharfe Gefäßzeichnung; akute Form mit alveolärem Ödem zeigt fleckige oder flächenhafte Verschattungen; chronische Form kann durch alveoläre Blutungen zum Bild der Hämosiderose führen (feinherdige Schatten).
- *Lungenembolie*: Verminderung der Gefäßzeichnung und damit Aufhellung im betroffenen Bezirk, ev. Gefäßdilatation proximal von der blockierten Stelle.

- *Lungeninfarkt*: homogene Verschattung, typisch ist der mit der Spitze zum Lungenhilus gerichtete Keilschatten.
- *Pneumonie*: bei alveolärer Exsudation Verschattung innerhalb der Grenzen der betroffenen Lungensegmente (Segmentpneumonie) oder grobfleckig-konfluierende Verschattungen (Herzpneumonie); bei interstitieller Exsudation diffuse Trübung, netz- oder streifenförmige Verdichtungen.
- *Tuberkulose*: exsudative Herde mit fleckigen, konfluierenden Schatten; Infiltrate zeigen unscharfe, homogene Verschattungen; Kavernen stellen sich oft als Ringschatten dar; Vernarbung z.T. mit Verkalkung.
- *Atelektase*: Verkleinerung des Lungenvolumens, homogene Verschattung des nicht belüfteten Bezirks, bei größerer Ausdehnung Verlagerung des Mediastinums zur kranken Seite.
- *Bronchialkarzinom*: Zentral gelegen: Bronchuseinengung oder - Verschluß mit Atelektase; peripher: Rundherd mit meist unregelmäßiger Begrenzung.
- *Lungenmetastasen*: Rundherde verschiedene Größe.
- *Perikarderguß*: Vergrößerung des Herzschattens, Aufhebung der normalen Herzkontur.
- *Druckbelastung* des *linken Ventrikels* (periphere Hypertonie, Aortenstenose): Konzentrische Hypertrophie, verlängerter linker unterer Herzrand, Verlagerung des Herzspitze nach links unten.
- *Volumenbelastung* des *linken Ventrikels* (z.B. Aortenklappeninsuffizienz): Vergrößerung des Ventrikels nach links und dorsal, Vergrößerung des transversalen Herzdurchmessers.
- *Dilatation* des *linken Vorhofs*: Verstreichen der Herztaille, Verlagerung der Speiseröhre nach lateral und dorsal (Oesophagographie!).
- *Druckbelastung* des *rechten Ventrikels* (Cor pulmonale): Bei geringer Ausprägung röntgenologisch kaum erfaßbar, evtl. Herzvortreten des Pulmonalsegments.
- *Volumenbelastung* des *rechten Ventrikels* (Pulmonalinsuffizienz, Shuntvitium): Vergrößerung des Ventrikels nach links, Linksrotation des Herzens, rechter Ventrikel kann

links randbildend werden, Vorspringen des Pulmonalsegments.
- *Dilatation* des *rechten Vorhofs*: starke Vorwölbung des rechten Herzrandes.

Abdomen

Bei der röntgenologischen Untersuchung des Verdauungstraktes und des Urogenitaltraktes spielt die Kontrastmitteldarstellung (s.Kap. 4.2.13 und Kap. 4.2.14) eine beherrschende Rolle, da sich die Abdominalorgane ohne Kontrastmittel nur sehr beschränkt oder gar nicht darstellen lassen. Auf dem *Abdomenübersichtsbild* (meist in Linksseitenlage oder im Stehen aufgenommen) sind die Weichteilschatten von *Leber*, *Milz* und *Nieren* (wegen des Negativkontrastes des umgebenden Fettgewebes) meist gut abgrenzbar, so daß Kontur und Größe beurteilt werden können; im Lendenbereich imponiert der *Psoasschatten* als scharfkantige Kontur.

Abnorme *Gasansammlungen* im Abdominalbereich (Aufhellungen im Röntgenbild) können bei folgenden pathologischen Zuständen auftreten:
- Pylorusstenose: führt oft zu einem luftgeblähten Magen
- Ileus: geblähte Darmschlingen mit Flüssigkeitsspiegeln
- Perforation eines Hohlorgans: Luftansammlung unter dem Zwerchfellkuppeln bei Aufnahme im Stehen.
- Koloninterposition zwischen Leber und Zwerchfell (*Chilaiditi-Syndrom*): Luft zwischen Leber und Zwerchfell.

Häufig finden sich *Verkalkungen* im Abdomen, deren Lokalisation, Form und Größe wichtige Hinweise geben (z.B. Gallensteine, Konkremente im Nierenbecken, kalkeinlagernde Tumoren).

Skelett

Vom *Skelett* stellen sich nur die kalkhaltigen Anteile der Knochen dar: man unterscheidet die Compacta, Corticalis und Spongiosa. Die Strukturen dieser Bauelemente bilden sich normalerweise scharf im Röntgenbild ab. Knorpel, Knochenmark,

Periost und Perichondrium sind nicht sichtbar. Da der Ossifikationsprozeß des Skeletts erst mit dem Ende der Wachstumsperiode abgeschlossen ist, gibt die röntgenologische Skelettuntersuchung bei Kindern Auskunft über den Entwicklungsstand. Das sog. *Knochenalter* wird am einfachsten aus der Röntgenaufnahme einer Hand bestimmt. Pathologische Befunde am Skelett äußern sich im Röntgenbild durch Form- oder Lageveränderungen, Ab- oder Zunahme der Knochendichte durch Veränderung des Kalksalzgehaltes, Änderungen der Compacta/ Spongiosa-Relation oder Veränderungen der Knochenfeinstruktur. Skeletteile sollten immer in zwei Ebenen aufgenommen werden, da bei Aufnahmen in einer Ebene pathologische Strukturen leicht verdeckt werden können.

4.2.2 Röntgendurchleuchtung

Die *Röntgendurchleuchtung* mit einer Bildverstärkerröhre und entsprechenden Zusatzgeräten (s.Kap. 4.1.2) ermöglicht die Untersuchung dynamischer Vorgänge mit vertretbarer Strahlendosis. Organbewegungen und -funktionen (z.B. Herz, Herzklappen, Zwerchfellexkursion), Kontrastmitteltransport in Hohlräumen, Gefäßen und Herz (Angiographie, Angiokardiographie), Volumenänderungen einzelner Herzhöhlen (Laevo-, Dextrokardiogramm) lassen sich mit einer Bildfrequenz von bis zu 200 Aufnahmen/sec. darstellen. Viele Katheterverfahren wären undurchführbar ohne die Möglichkeit, Verschiebung und Lage des Katheters am Monitor einer Bildverstärker-Fernsehkette zu kontrollieren.

4.2.3 Schichtaufnahmen

Die *Schichtaufnahmetechnik* (s. Kap. 4.1.3) ist eine röntgenologische Ergänzungsmethode, die angezeigt ist:

- Zur Lokalisation und Größenbestimmung von Tumoren, Zysten, Nekroseherden, Kavernen (Lunge, Knochen, Niere, Mediastinaltumoren).
- Zur genaueren Beurteilung der Ausdehnung von Organen (z.B. Herz und große Gefäße).
- Zur Eliminierung von Störschatten, z.B. bei der Cholezysto- und Cholangiographie.

4.2.4 Schirmbildaufnahmen

Schirmbildaufnahmen, d.h. Photographien vom Röntgenleuchtschirm, werden heute nur noch bei der Röntgen-Reihenuntersuchung angewandt (Suchmethode zur Erfassung unbekannter Tuberkulosefälle). Vorteil: geringe Kosten. Nachteil: relative große Strahlenbelastung, schlechtere Bildqualität als Röntgenaufnahme.

4.2.5 Computertomographie

Die überlagerungsfreie Darstellung einzelner Körperschichten mit der CT hat vor allem in der *Neuroradiologie* große Fortschritte gebracht. CT-Scans vom *Kopf* ermöglichen die genaue Abgrenzung von Knochen, Liquor, grauer und weißer Hirnsubstanz und abnormen Gewebe oder Flüssigkeitsansammlungen. Mit dem CT-Scan lassen sich auf diese Weise Tumoren, Zysten, Hirninfarkte, Ödeme und intrakranielle Hämatome erfassen und in ihrer Ausdehnung beurteilen, sowie Erweiterungen und Verlagerungen des Ventrikelsystems erkennen. Mit i.v. verabreichten Kontrastmitteln läßt sich die Diagnostik noch verbessern.

Im *Thoraxbereich* lassen sich vor allem die unteren Lungenpartien, Pleuraveränderungen, von Brustbein und Wirbelsäule verdeckte Tumoren und Veränderungen an den großen Gefäßen besser erkennen. In der *Leberdiagnostik* gestattet die CT eine Unterscheidung und Lokalisation isolierter Veränderungen wie Tumoren, Zysten, Abszesse und Gallengangsverschlüsse. Gut erfaßt werden Tumoren im Retroperitonealraum. In der Strahlentherapie verspricht die CT eine Verbesserung der Bestrahlungsplanung.

4.2.6 Kymographie

Die *Kymographie* (s.Kap. 4.1.6) wird vor allem zur Analyse der Herzrandbewegungen angewandt. Bei größeren *Perikardergüssen* zeigen sich überall stark herabgesetzte Randbewegungen, bei Myokardinfarkten und Herzwandaneurysmen finden sich a- oder dyskinetische Bezirke. Bei großen Restvolumina in den Ventrikeln sind die Bewegungsamplituden abgeschwächt, bei großen Schlagvolumina verstärkt.

4.2.7 Kontrastdarstellung des Herzens und der Gefäße; Kinematographie

Die *Angiokardiographie* ermöglicht die Beurteilung von Form und Größe der Herzhöhlen und der Lungengefäße. In Verbindung mit dynamischen (Kinematographie) oder Serien-Aufnahmeverfahren können Parameter der Herzmuskelfunktion bestimmt werden. Mit dem Verfahren können Form- und Volumenänderungen der einzelnen Herzteile (z.B. Aneurysmen, Dilatationen), Klappenvitien, angeborene Herz- und Gefäßmißbildungen (z.B. Septumdefekte, Transpositionen der großen Gefäße) und Störungen der Muskelfunktion (z.B. A- oder Dyskinesien, Verminderung der Auswurffraktion) diagnostiziert werden.

Die *Koronarographie* gibt Auskunft über Ursprung, Zahl, Verlauf, Wand- und Lumenveränderungen der Koronararterien. Sie ermöglicht die Differenzierung der verschiedenen Arten der *Koronarsklerose*, die Lokalisation und das Ausmaß von Stenosen und Verschlüssen und die Darstellung vorhandener Kollateralkreisläufe. Die Koronarographie ist wichtig für die Beurteilung und die Prognose des weiteren Verlaufs einer koronaren Herzerkrankung, bei Bypass-Operationen für Indikationsstellung und Erfolgsbeobachtung.

Die *Aortographie* dient zur Beurteilung von Lage, Verlauf, Weite, Länge, Wandbeschaffenheit und Pulsationsverhalten der Aorta. Es lassen sich angeborene Mißbildungen (z.B. Coarctatio aortae, Hypoplasie), Aneurysmen, Sklerosen und hochdruckbedingte Veränderungen feststellen. Raumfordernde abdominale Prozesse können die Aorta verdrängen. Die selektive Darstellung der Eingeweidearterien liefert oft wichtige Aussagen über pathologische Prozesse in den betreffenden Organen (z.B. Nieren, Leber, Milz, Pankreas).

Die Phlebographie erfaßt morphologische Veränderungen der Venen: Wanddefekte (z.B. Thrombophlebitis, Status varicosus), Kaliberveränderungen, Venenverschlüsse mit Kollateralenbildung (z.B. thrombotischer Verschluß), retrograde Auffüllung und Verdrängung oder Blockierung durch umgebende Tumoren (z.B. Bronchialcarcinom, Mediastinaltumor).

Die röntgenologische Darstellung des Pfortadersystems (*Splenoportographie*) deckt Verlegungen und Stauungen im Pfortadersystem auf (thrombotische oder stenotische Gefäßeinengungen oder -verschlüsse, zirrhotische Leberveränderungen, Verlegung durch Tumoren, z.B. Pankreastumor). Wichtiges Verfahren bei Pfortaderhochdruck!

4.2.8 Lymphographie

Die *Lymphographie* ist eine wichtige Methode zur Entdeckung der Lymphknotenmetastasierung von Tumoren (bes. Zervixkarzinom), jedoch nur bei positivem Befund beweisend. Sie dient auch zur diagnostischen Beurteilung von Erkrankungen des lymphoretikulären Systems (Morbus Hodgkin) und zur Erkennung von lymphatischen Abflußstörungen (Elephantiasis).

4.2.9 Zerebrale Angiographie, Pneumenzephalographie und Myelographie

Die *zerebrale Angiographie* deckt pathologische Gefäßprozesse wie angeborene Aneurysmen und Angiome, arteriovenöse Fisteln, sklerotische Gefäßverengungen oder -verschlüsse, Gefäßentzündungen und Thrombosen auf. Subdurale und epidurale Hämatome und Abszesse führen zur Abdrängung der dargestellten Gefäße, ebenso intrakranielle Tumoren. Gefäßreiche Tumoren färben sich im Angiogramm an.

Bei der *Pneumenzephalographie* werden hirnatrophische Prozesse mit Erweiterung des Ventrikelsystems, Hirnmißbildungen, Hirnparenchymschädigungen und Tumoren, die zu Verlagerungen oder Einengungen der Ventrikel oder der peripheren Liquorräume führen, erkannt.

Darstellung des Duralsacks und Unterbrechungen des Kontrastmittelflusses bei der *Myelographie* geben Aufschluß über Lokalisation (intra-, extraspinal, intra-, extradural) und oft auch Art von raumfordernden Prozessen; Bandscheibenvorfälle engen des Kontrastmittelband ein. Gefäßmißbildungen (spinale Angiome), Arachnitiden und Syringomyelie führen zu charakteristischen Veränderungen.

4.2.10 Cholezysto-Cholangiographie

Die Darstellung von Gallenblase und Gallenwegen erfolgt in der Regel mit einem oral verabreichten, enteral resorbierten oder mit einem i.v. gegebenen Kontrastmittel. Beurteilt werden Funktion der Gallenblase (Kontraktion, Entleerung, evtl. Dyskinesien von Gallenblase und -wegen), Lage, Form und Größe von Gallenwegen und Gallenblase (Wandveränderungen, Verengungen, Verschlüsse, Verkalkungen, Kontrastmittelaussparungen durch nicht schattengebende Konkremente). Schattengebende Gallensteine sind bereits im Übersichtsbild ohne Kontrastmittel sichtbar. Die Nichtdarstellung der Gallenblase deutet auf einen Cysticusverschluß durch Ödem, Steine oder einen Tumor hin.

4.2.11 Bronchographie

Bei der *Bronchographie* (möglichst kombiniert mit einer Bronchoskopie) wird über einen durch Mund oder Nase und Trachea eingeführten Katheter der Bronchialbaum mit einem wasserlöslichen, jodhaltigen Kontrastmittel dargestellt. Bronchiektasen erscheinen als Aussackungen, stenosierende Bronchustumoren und Verlagerungen oder Stenosierung durch Raumforderungen in der Umgebung sind zu erkennen.

4.2.12 Arthrographie

Unter *Arthrographie* versteht man die röntgenologische Gelenkdarstellung (vor allem Knie- und Hüftgelenk) mit negativen (Luft) oder positiven Kontrastmitteln, oder mit der Doppelkontrastmethode. Im Arthrogramm läßt sich der wahre Gelenkspalt abgrenzen. Hauptindikationen sind Meniscusläsionen und der Nachweis von freien Gelenkkörpern.

4.2.13 Verdauungstrakt

Kontrastmitteldarstellungen des *Verdauungstraktes* werden mit Bariumsulfatsuspension (nicht resorbierbar) oder einem wasserlöslichen Kontrastmittel (bei Perforationsverdacht) durchgeführt. Zur Untersuchung von Oesophagus, Magen und Dünndarm wird der Kontrastbrei oral verabreicht, Dick- und Enddarm werden retrograd dargestellt. Eine *Prallfüllung* erlaubt die Beurteilung der Konturen, der Wanddehnbarkeit und der Peristaltik, eine *Reliefdarstellung* mit kleiner Kontrastmittelmenge macht das Schleimhautfaltenrelief und Erosionen sichtbar. Im Doppelkontrast (Bariumsulfat + Luft) wird die Innenwand bei Entfaltung des Lumens dargestellt.

Alle Veränderungen der normalerweise glatt begrenzten Magen- oder Darmwände sind pathologisch:

- Kontrastmittelaussparungen (d.h., in das Lumen hineinragende Prozesse) treten auf bei Metastasen und Tumoren (wandständig *mit* Faltenabbrüchen und Wandstarre: meist maligne, *ohne*: häufig benigne)
- Kontrastmittelnischen (d.h. über die Wandbegrenzung hinaustretendes Kontrastmittel) finden sich bei Divertikeln, Fisteln, Ulcera und Perforationen.

Das typische *Magenulcus* zeigt einen runden bis ovalen Substanzdefekt der Mucosa und Submocsa mit ödematösem Randwall und Faltenwulst. Hinweise auf ein *maligne entartetes Ulcus* geben Wandstarre, unregelmäßige Form des Kraters und Faltenabbrüche. Eine *akute Gastritis* ist röntgenologisch nicht nachzuweisen, auf *chronische Entzündungen* deuten Schleimhautreliefveränderungen und Erosionen hin.

Eine *Perforation* im Magen- Darm- Kanal ist eine Kontraindikation zur Kontrastmitteluntersuchung!

4.2.14 Urogenitaltrakt

Während Nierenschatten, Verkalkungen und schattengebende Konkremente auf der Leeraufnahme (Rückenlage des Patienten) abgrenzbar sind, sind die ableitenden Harnwege nur mit Kontrastmitteln darstellbar. Bei der *Ausscheidungsurographie* wird das Kontrastmittel nach einer vorausgehenden Übersichtsaufnahme i.v. injiziert. Nach ca. 3 min erscheint der erste Kontrastharn. Beurteilt werden können die anatomischen Verhältnisse des Nierenhohlraumsystems und – durch Anfertigung mehrerer Aufnahmen in verschiedenen Zeitabständen – die Abflußverhältnisse.

Eine kontrastreichere Darstellung, auch bei herabgesetzter Ausscheidungsfunktion, wird mit der *Infusionsurographie* erreicht. Dabei wird eine größere Kontrastmittelmenge in 7-10 min i.v. infundiert. Auch das Nierenparenchym färbt sich gut an.

Wenn die Ausscheidungsurographie die Abklärung der anatomischen Verhältnisse im Nierenbeckenkelchsystem und im Harnleiter nicht hinreichend gestattet (z.B. bei "stummer" Niere), kann schließlich eine *retrograde Urographie* durchgeführt werden: über einen zystokopisch eingeführten Harnleiterkatheter wird langsam Kontrastmittellösung eingespritzt. Mit diesem Verfahren lassen sich kleinste Defekte an Nierenbecken und -kelchen erkennen und nicht schattengebende Konkremente (Kontrastmittelaussparung) darstellen.

Die Harnblase kann röntgenologisch dargestellt (*Zystographie*) werden entweder nach einer Urographie (s.o.) oder retrograd mit Hilfe eines Katheters. Eine *Miktionszystographie* deckt Entleerungsstörungen oder einen vesikoureteralen Reflux auf.

Nierentumoren und Zysten deformieren und verlagern das Hohlraumsystem. Tumoren können sich anfärben (Hypernephrom) oder Füllungsdefekte erzeugen. Eine *chronische Pyelonephritis* äußert sich durch narbige Parenchymveränderungen (Einziehungen der Nierenoberfläche) und durch verplumpte Kelche im Ausscheidungsurogramm.

- Das Röntgenbild der Lungen wird peripher durch die Gefäßzeichnung, in den Hili durch die Pulmonalarterienstämme bestimmt.
- Im p.-a. Bild wird der Herzschatten links durch Aortenbogen, Pulmonalsegment, linken Vorhof und linken Ventrikel, rechts durch die v. cava superior und rechten Vorhof begrenzt.
- Verstärkter Luftgehalt in den Lungen ergibt Aufhellungen, verminderter Luftgehalt Verschattungen.
- Auf dem Abdomenübersichtsbild sind die Weichteilschatten von Leber, Milz und Nieren und der Psoasschatten abgrenzbar.

- Abnorme Gasansammlungen im Bauchraum sind als Aufhellungen sichtbar.
- Schichtaufnahmen können Details zeigen, die in der Übersichtsaufnahme überlagert sind (Kavernen!).
- Schirmbildaufnahmen werden nur noch bei Röntgen-Reihenuntersuchungen gemacht.
- Die Angiokardiographie deckt morphologische und funktionelle Defekte am Herzen und den großen Gefäßen auf.
- Die exakte Diagnose bei der koronaren Herzkrankheit wird durch die Koronarographie gesichert.
- Pfortaderhochdruck ist die Hauptindikation für die Splenoportographie.
- Intrakranielle raumfordernde Prozesse führen zur Abdrängung der Gefäße im zerebralen Angiogramm.
- Funktion und Morphologie von Gallenblase und -gängen, Reflux und nichtschattengebende Gallensteine werden im Cholezysto-Cholangiogramm dargestellt.
- Bronchiektasen und stenosierende Bronchustumoren werden mit der Bronchographie erkannt.
- Hauptindikation zur Arthographie sind Meniscusläsionen.
- Oesophagus, Magen und Dünndarm werden nach oraler Bariumsulfatbreizufuhr, Dick- und Enddarm retrograd dargestellt.
- Alle Veränderungen der normalerweise glatt begrenzten Magen- und Darmwand sind pathologisch.
- Bei Perforation keine Kontrastmitteluntersuchung!
- Bei der Ausscheidungsurographie werden Morphologie und Abflußverhältnisse der ableitenden Harnwege beurteilt (Aufnahmen in verschiedenen Zeitabständen).
- Die retrograde Urographie erlaubt die Darstellung von Nierenbecken, -kelchen und Harnleiter auch bei "stummer" Niere.

5 NUKLEARMEDIZIN

5.1 Prinzipien nuklearmedizinischer in vivo-Diagnostik: Erfassung der Kinetik radioaktiver Stoffe im Organismus

Durch die Anwendung offener radioaktiver Nuklide in der Nuklearmedizin ist es möglich, Aussagen über *Form*, *Lage* und *Funktion* innerer Organe zu erhalten. Die hierbei verwendeten Radionuklide sind in der großen Mehrzahl γ-Strahler, deren wichtigste Kenngrößen Energie und Halbwertszeit sind. Die Zeit, die vergeht, bis die Hälfte einer radioaktiven Substanz auf biologischem Wege (durch Stoffwechselvorgänge) abgebaut ist wird als *biologische Halbwertszeit* $t_{1/2}^{bio}$ bezeichnet. Im Körper wird das Radionuklid also zusätzlich zum physikalischen Zerfall, der durch die *physikalische Halbwertszeit* $t_{1/2}^{phy}$ (Gleichung 1.2) bestimmt wird, durch Abbau und Ausscheidung aus dem Körper eliminiert. Die resultierende *effektive Halbwertszeit* $t_{1/2}^{eff}$ des Abbaus eines Radionuklides ergibt sich daraus zu

(5.1)
$$\frac{1}{t_{1/2}^{eff}} = \frac{1}{t_{1/2}^{bio}} + \frac{1}{t_{1/2}^{phy}}$$

Der *Verteilungsraum* bezeichnet das virtuelle Volumen, in dem sich eine applizierte radioaktive Substanz verteilt. Am leichtesten zugänglich für Konzentrationsbestimmungen ist der intravasale Raum. Das Radionuklid kann aber auch extravasal gehen und sich in andere Gebiete, z.B. den intrazellulären oder interstitiellen Raum, verteilen. Es kann dort die gleiche Konzentration wie im Blut haben oder sich aktiv anreichern. Stehen mehrere solcher Verteilungsräume miteinander im Gleichgewicht, sind sie also durch Zufluß und Abfluß verbunden, so nennt man sie *Kompartimente*.

Die Grundprinzipien nuklearmedizinischer Meßtechnik sind schon in Kapitel 1.3 dargelegt worden. Sie beruhen auf der Möglichkeit, die im Körper des Patienten angereicherte Aktivität durch spezielle Strahlungsdetektoren nachzuweisen. Die wichtigsten Detektoren sind heutzutage Festkörperszintillationsdetektoren, deren grundsätzlicher Aufbau Abbildung 1.10 zeigt. Die eintreffenden elektrischen Impulse werden in einigen Fällen vor der bildlichen Darstellung als *Szintigramm*, im *Kernspeicher* eines Computers aufsummiert und stehen dort einer *digitalen* Weiterverarbeitung mit all ihren Vorteilen (z.B. Verbesserung der Bildqualität) zur Verfügung.

5.1.1 Messung der räumlichen Radioaktivitätsverteilung im Organismus (Radioaktivität als Funktion des Ortes)

Die räumliche Verteilung inkorporierter Radionuklide kann mit Szintillationsmeßsonden durch Registrierung der γ-Strahlung gemessen werden (*Szintigraphie*). Wird der radioaktive Strahler in bestimmten Körperorganen bevorzugt eingelagert, so können mit Hilfe der Szintigraphie Aussagen über Größe, Form und Lage dieser Organe gewonnen werden. Dazu können Gebiete verminderter Speicherfähigkeit für das Radiopharmakon als Defekte (*cold spots*) erkannt und so krankes von gesundem Gewebe abgegrenzt werden. Abbildung 5.1 zeigt ein computerverarbeitetes ^{201}Tl-Szintigramm des Herzens unmittelbar nach starker körperlicher Belastung (a) und einige Stunden später (b) bei koronarer Herzkrankheit (anteriore Projektion). Es ist ein belastungsabhängiger Speicherdefekt im Bereich der Herzspitze (anteroapical) sichtbar, der sich unter Ruhebedingungen wieder auffüllt (Redistribution).

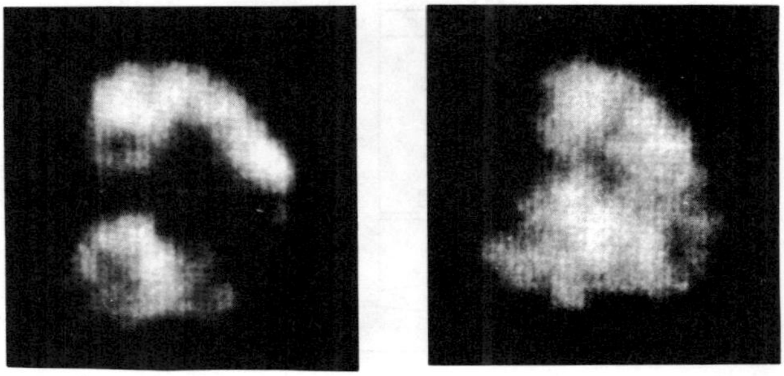

Abb. 5.1 (a) (b)

Den prinzipiellen Aufbau eines nuklearmedizinischen Meßplatzes zur *Lokalisationsdiagnostik* mit bewegtem Detektor zeigt Abbildung 5.2

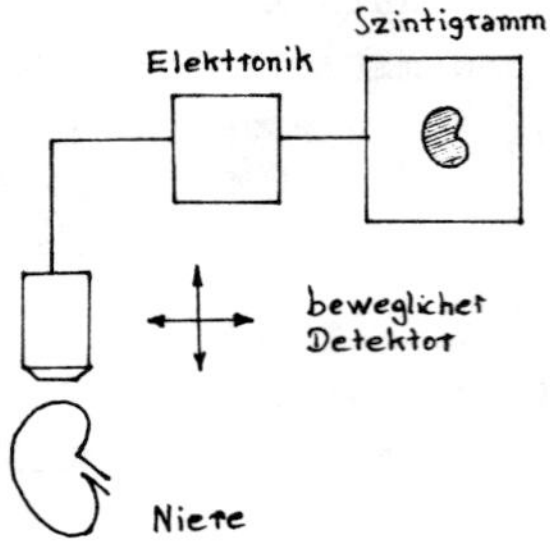

Abb. 5.2

Die Meßsonde besteht im Prinzip aus dem *Kollimator* (eine Bleiblende mit Bohrungen als "Abbildungsoptik" für die γ-Strahlung), der Szintillationsmeßsonde, der Elektronik zur Impulsverarbeitung, sowie einer Ausgabeeinheit, welche die Impulsratenverteilung als Schwarz-Weiß- oder Farbszintigramm darstellt. Die *Scannerszintigraphie* benutzt einen beweglichen Meßkopf mit konvergierendem Kollimator, der das betreffende Organ, z.B. die Schilddrüse mäanderförmig abtastet (Abb. 5.3 , nach einem Radiologie-Skriptum der U Homburg).

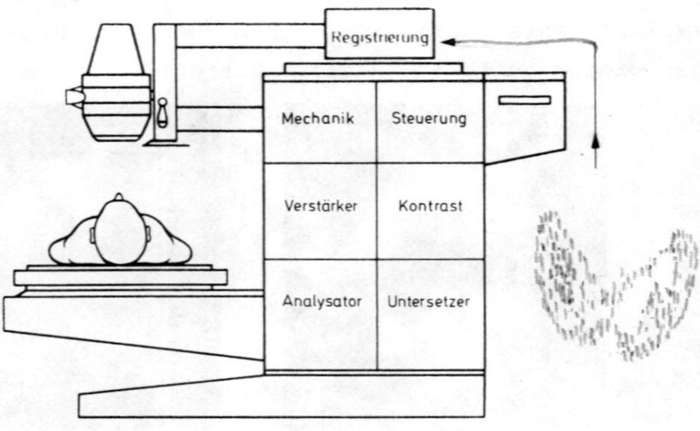

Abb. 5.3

Die *Kameraszintigraphie* (Abb. 5.4) mit der Gamma-Kamera nach Anger arbeitet mit stehendem Detektor. Sie besteht aus einem großen NaJ-Kristall (30 - 40 cm Durchmesser) mit einem Parallellochkollimator. Mehrere, hinter dem Kristall angebrachte Photomultiplier registrieren den Szintillationsblitz im Kristall. Mit Hilfe einer Ortungselektronik kann sein Ursprung festgelegt und auf einem Oszillographenschirm dargestellt oder im Kernspeicher eines Computers abgelegt werden. Durch die Rasterung des Kamerafeldes in diskrete Bildelemente (z.B. 64 x 64) fallen die Ortsdaten in digitaler Form an und können somit bei Bedarf im Rechner weiterverarbeitet werden.

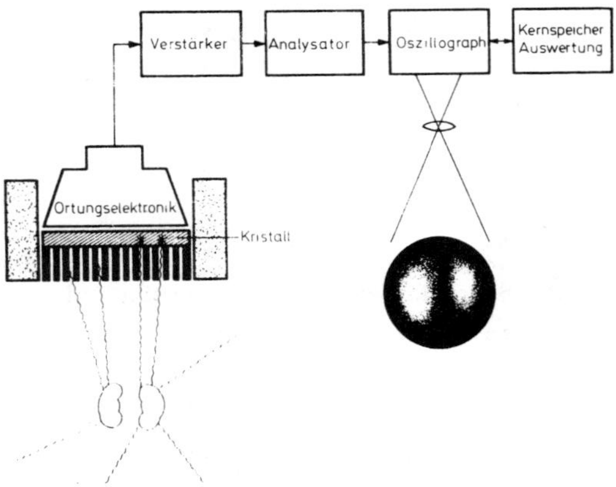

Abb. 5.4

(nach einem Radiologie-Skriptum der U Homburg)

Das *Auflösungsvermögen* szintigraphischer Detektoren hängt außer von den Eigenschaften des verwendeten Kollimators (z.B. fokussierender Kollimator in Abb. 5.5) von der Meßgeometrie und dem benutzten Radionuklid ab (in Abb. 5.5 nach einem Radiologie-Skriptum der U Homburg bedeutet H die Halbwertsbreite, gemessen mit einer punktförmigen Strahlungsquelle A).

Weiterhin ist die, durch die Impulse/cm^2 (Impulsflächendichte) bestimmte *Zählstatistik* von Wichtigkeit. Sie wird bei der Scannerszintigraphie durch die Abtastgeschwindigkeit und bei der Kameraszintigraphie durch die Aufnahmezeit festgelegt. Das Auflösungsvermögen szintigraphischer Untersuchungen liegt je nach Organ und Untersuchungsbedingungen zwischen 1 und 3 cm.

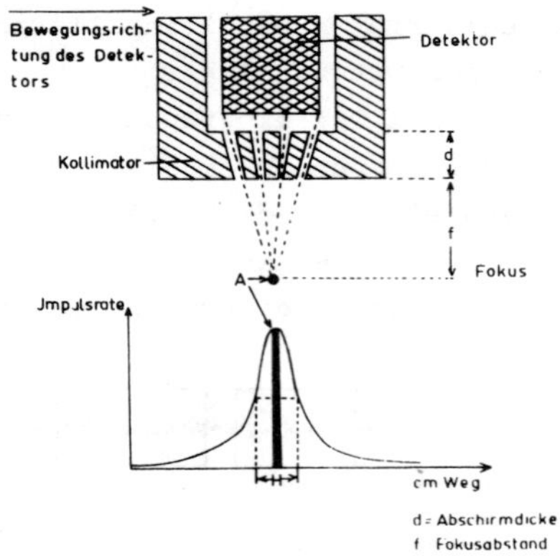

Abb. 5.5

5.1.2 Messung der zeitlichen Radioaktivitätsverteilung im Organismus (Radioaktivität als Funktion der Zeit)

Das Prinzip der Messung der zeitlichen Änderung der Radioaktivität zeigt Abb. 5.6. Eine Meßsonde, z.B. ein Szintillationszähler wird stationär über der interessierenden Körperregion angebracht. In einem bestimmten Zeitintervall Δt, das klein gegen die zeitliche Variation der Gesamtaktivität sein muß, wird die Impulszahl N aufsummiert. Die Zählrate $Z = \frac{N}{\Delta t}$, die proportional zur Aktivität A ist wird somit registriert.

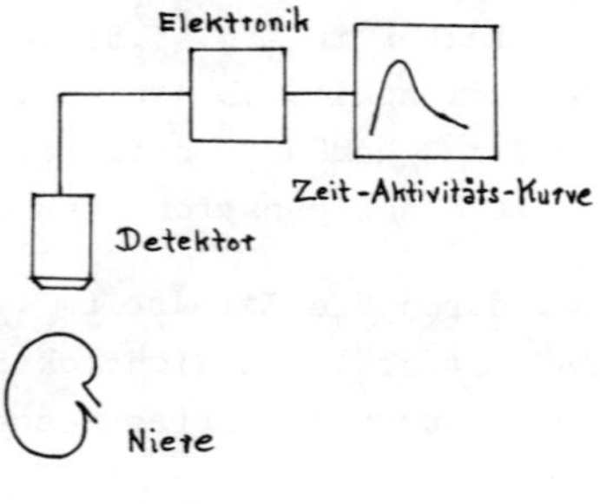

Abb. 5.6

Aus diesen, so gewonnenen *Zeit-Aktivitäts-Kurven* lassen sich quantitative Aussagen über die Kinetik interessierender Substanzen und die *Funktion* von Organen und Organteilen gewinnen (*Funktionsdiagnostik*). Die Kurven müssen bei kurzlebigen Nukliden wegen des natürlichen radioaktiven Zerfalls während der Messung mit Hilfe der physikalischen Halbwertszeit des Radionuklids korrigiert werden.

In der Kardiologie kann diese Methode zur Gewinnung von Zeit-Aktivitäts-Kurven des Herzens angewendet werden, wenn eine als Bolus injizierte radioaktive Substanz (z.B. ^{99m}Tc-HSA) während der Untersuchung nicht extravasal geht (Radiokardiographie). Die mit zwei Meßsonden über dem rechten und linken Ventrikel gewonnenen Kurven zeigt Abb. 5.7. Aus solchen Diagrammen lassen sich viele Kreislaufgrößen bestimmen. Aus der Kurve in Abb. 5.7 z.B. die minimalen Transitzeiten des kleinen Kreislaufs.

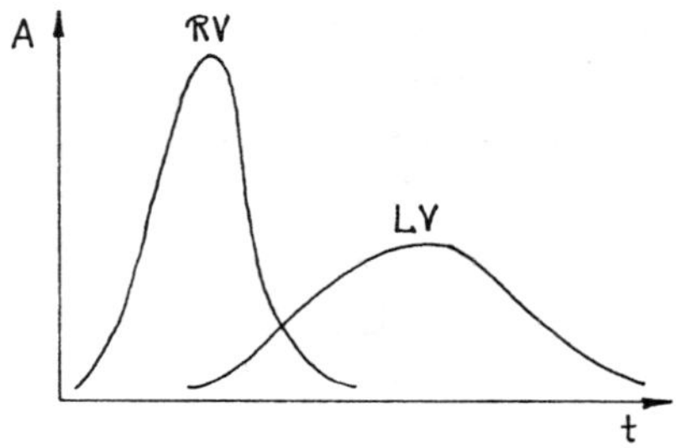

Abb. 5.7

Ein weiteres Beispiel sei aus dem Gebiet der Nephrologie genannt. Die registrierte Zeit-Aktivitätskurve (*Radioisotopennephrogramm*) einer normalen Niere nach Applikation eines Radiopharmakons, welches nicht tubulär rückresorbiert wird (z.B. ^{99m}Tc-EDTA) zeigt Abb. 5.8a. In Abb. 5.8b fehlt die Exkretionsphase (s.a. Kap. 5.3), welche die Ausscheidung des Stoffes über das harnableitende System darstellt (Stauungstyp). Diese Akkumulation des Radionuklids kann auf ein Abflußhindernis, z.B. einen Stein oder eine Schockniere hindeuten. Fehler durch falsche Einstellung der Meßsonden lassen sich durch die Kamera-Funktionsszintigraphie (Kap. 5.1.3) mit Computerauswertung vermeiden.

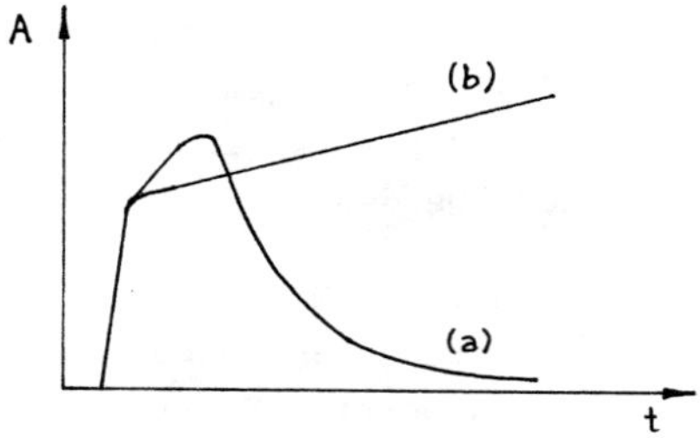

Abb. 5.8

5.1.3 Gemeinsame Erfassung der räumlichen und zeitlichen Radioaktivitätsverteilung im Organismus

Die gleichzeitige Erfassung der räumlichen und zeitlichen Aktivitätsverteilung im Organismus ist mit der Gamma-Kamera möglich. Werden mit der Kamera mehrere Szintigramme in aufeinanderfolgenden Zeitabständen aufgenommen, so spricht man von *Sequenzszintigraphie* (Abb. 5.9).

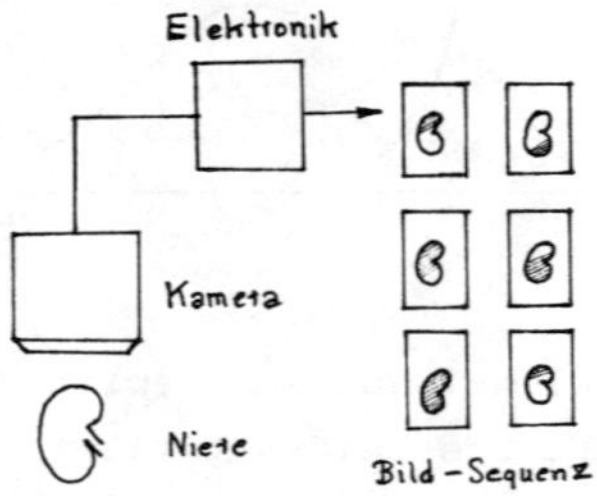

Abb. 5.9

Werden die aufgenommenen Daten über die Aktivitätsverteilung zu verschiedenen Zeitpunkten nicht als Photos ausgegeben, sondern, nach Digitalisierung, als Datenblock in den Kernspeicher eines Computers gelegt, so sind sie nachträglicher Manipulation und Auswertung zugänglich. Wichtig ist dabei die Möglichkeit, nachträglich bestimmte interessierende Bereiche im Szintigramm abzugrenzen (*region of interest*, ROI) und für jeden so gekennzeichneten Bereich, Zeit-Aktivitäts-Kurven anzufertigen (*Funktionsszintigraphie* Abb. 5.10).

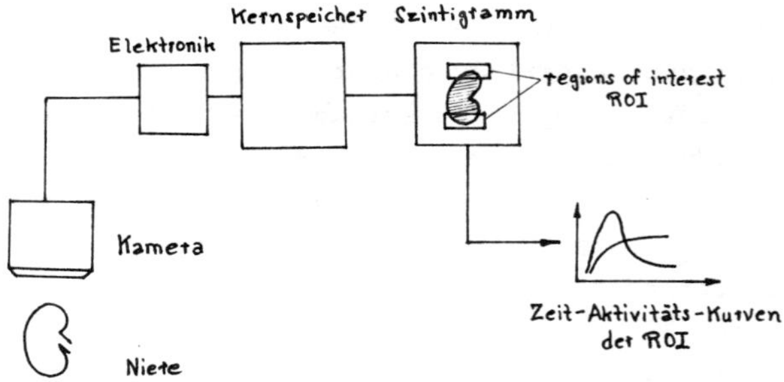

Abb. 5.10

Durch Verwendung eines radioaktiven Indikators, der die Blutbahn nicht verläßt (z.B. ^{99m}Tc-Humanserumalbumin) kann die Dynamik des Herzens während eines Cyclus' dargestellt werden (s.a. Kap. 5.3). Grenzt man als ROI den linken und rechten Ventrikel ab, so erhält man ähnliche Kurven wie in Abbildung 5.7. Bei diesem Verfahren werden durch die nachträgliche Festlegung der regions of interest Fehler durch falsche Positionierung der Meßsonden vermieden (Kap. 5.1.2).

5.2 In vitro-Diagnostik: Anwendung von radioaktiven Stoffen an Körperflüssigkeiten und Gewebsproben von Patienten*

Die nuklearmedizinische *in vitro-Diagnostik* umfaßt laborchemische Methoden zur Bestimmung bestimmter Größen unter Verwendung von radioaktiven Strahlern. Die Aktivität der gewonnenen radioaktiven Probe (z.B. Serum) kann in einem *Bohrlochkristall* gemessen werden. Der Szintillationskristall umschließt dabei das Probenglas, wodurch eine günstige Zählgeometrie und damit eine hohe Meßempfindlichkeit erreicht wird.

*siehe auch GK 2: Klinische Chemie 2.3 und Pathophysiologie 6.4.5

Ein Beispiel für die in vitro-Schilddrüsendiagnostik ist die Bestimmung der freien Proteinbindungskapazität für die Schilddrüsenhormone nach dem Prinzip der Sättigungsanalyse (*T_3-Test*). Das Thyroxin (T_4) wird zu über 99% in gebundener Form im Blut transportiert, z.B. durch TBG (Thyroxin bindendes Globulin). Die Bindungskapazität dieser Transportproteine wird bestimmt. Unter bestimmten Voraussetzungen kann man hieraus auf den Schilddrüsenhormonspiegel im Blut schließen. Bei einer Hyperthyreose ist demnach die Transportkapazität weitgehend ausgeschöpft, während sie bei einer Hypothyreose längst nicht ausgelastet ist. Dem Patientenserum wird ^{125}J-T_3 (T_3 = Trijodthyronin) zugesetzt. Nach Erreichen des Gleichgewichts wird der nichtgebundene Anteil von ^{125}J-T_3 an ein Anionenaustauscherharz adsorbiert. Durch Vergleich mit der zugesetzten Ausgangsaktivität läßt sich auf die Bindungskapazität schließen. Das Prinzip dieser Analyse gibt Abb. 5.11 wieder. Störfaktoren dieses Tests sind Substanzen, die zu einer Vermehrung der Transportproteine führen, wie etwa Kontrazeptiva. Hierdurch werden Hypothyreosen vorgetäuscht.

Während beim T_3-Test nur die Proteinbindungskapazität bestimmt wird, ist mit dem *T_4-Test* eine direkte Bestimmung des Thyroxin-Spiegels im Serum (normal 5 - 13 µg/dl, entsprechend 71 - 170 $\frac{nmol}{l}$) durch kompetitive Eiweißbindungsanalyse (CPB) möglich. Hier wird die Konkurrenz von Serumhormonen und radioaktiv markierten Hormonen um die Trägerproteine ausgenutzt.

Der Trijodthyronin-Spiegel (normal 80 - 160 ng/dl entsprechend 1,2 - 2,5 $\frac{nmol}{l}$) wie auch die Konzentration vieler anderer Hormone im Serum läßt sich heute sehr genau mit der Methode des *Radioimmunoassay* (RIA) bestimmen. Die Methode beruht wieder auf dem Prinzip der Sättigungsanalyse. Die Rolle der Trägermoleküle beim T_4-Test spielen hier spezifische, gegen das zu bestimmende Hormon gerichtete *Antikörper*. Zusätzlich wird noch radioaktiv markiertes Hormon benötigt, welches dann mit dem Serumhormon um die Antikörper konkurriert.

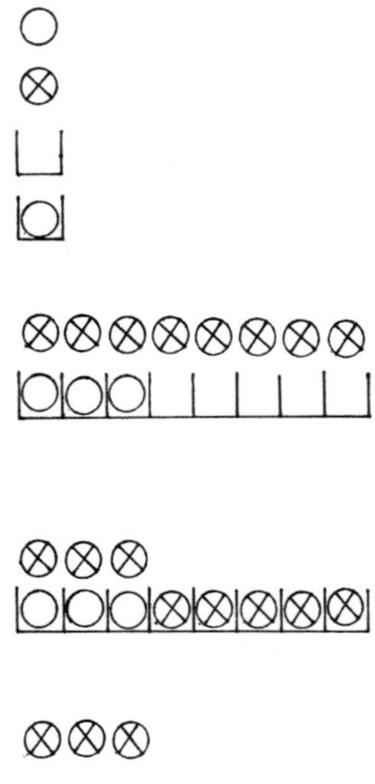

freies Hormon

freies markiertes Hormon

Transportprotein

mit Hormon abgesättigtes Transportprotein

(a) Mischung von $^{125}J\text{-}T_3$ mit teilweise abgesättigten Transportproteinen im Serum

(b) Absättigung der Transportproteine. Gleichgewichtszustand. Gesamtaktivität $A_{ges} = 8$

(c) Abtrennung der freien $^{125}J\text{-}T_3$ -Moleküle $A_{frei} = 3$ und $A_{geb} = 5$

$$\frac{A_{geb}}{A_{ges}} = \frac{5}{8} = 0{,}625$$

Abb. 5.11

Nach Trennung der freien und gebundenen Fraktion läßt sich die gesuchte Konzentration des Serumhormons auf einer Eichkurve ablesen.

Die *Verdünnungsanalyse* mit Radionukliden folgt dem gleichen Prinzip wie Verdünnungsverfahren mit anderen Indikatoren, z.B. Farbstoffen. Es läßt sich das *Verteilungsvolumen* V des Indikators bestimmen. Zuerst wird die spezifische Aktivität a (hier als Aktivität pro Volumeneinheit, Kap. 5.4) des Volumens V', welches injiziert werden soll gemessen. Nach Injektion und Durchmischung wird eine Probe entnommen und die nun kleinere spezifische Probenaktivität a_p bestimmt. Aus der Erhaltung der Gesamtaktivität A folgt: $A = a \cdot V' = a_p \cdot V$, woraus sich das gesuchte Verteilungsvolumen V berechnen läßt. Mit dieser Methode lassen sich z.B. Plasma- und *Blutvolumen* bestimmen. Letzteres aus dem Erythrozytenvolumen mit Hilfe von ^{51}Cr-Markierung und bekanntem Hämatokrit.

5.3 Biologische Grundlagen der Funktions- und Lokalisationsdiagnostik

Für die nuklearmedizinische Funktions- und Lokalisationsdiagnostik sind verschiedene physiologische Prinzipien und Mechanismen von Bedeutung:

Aktiver Transport

(a) *Schilddrüse*
Die Lokalisations- und Funktionsdiagnostik der Schilddrüse beruht auf dem aktiven Einbau verschiedener Radiopharmazeutika in das Schilddrüsengewebe. Beim *Radiojod-Zweiphasentest* wird nach oraler Applikation von ^{131}J die von der Schilddrüse aufgenommene Aktivität in % der verabreichten Aktivität zu bestimmten Zeitpunkten innerhalb von 3 Tagen mit einer Sonde gemessen. Mit diesem Test können nur Aussagen über die Jodkinetik nicht aber über den absoluten Jodumsatz gemacht werden. Ein beschleunigter ^{131}J-Umsatz kann etwa auf eine Hyperthyreose hinweisen, er ist jedoch kein Beweis dafür.

In Kombination mit dem Radiojodtest läßt sich ein *Suppressionstest* durchführen, mit dem die Ansprechbarkeit des Regelkreises Hypophyse-Schilddrüse überprüft wird. Bei diesem Test wird *exogen* Schilddrüsenhormon zugeführt. Das führt im Normalfall zu einer verminderten TSH-Stimulation der Schilddrüse mit verminderter Hormon-Inkretion und Hormonsynthese, was sich in einer erniedrigten (supprimierten) Radiojodaufnahme auswirkt.

In der Basisdiagnostik der Schilddrüsenerkrankungen wird der Radiojodtest zunehmend durch eine in vitro-Schilddrüsenhormonbestimmung (Kap. 5.2) und ein *Schilddrüsenszintigramm* mit ^{99m}Tc, das ähnlich wie Jod aus dem Blut aufgenommen und eingebaut wird, ersetzt. Gebiete erniedrigter Aktivität (*kalte* Knoten) im Szintigramm können auf Karzinome oder Cysten hinweisen. Bereiche verstärkter Aktivitätseinlagerung (*heiße* Knoten) sprechen für ein autonomes Adenom. Dies läßt sich differentialdiagnostisch durch weitere nuklearmedizinische Tests abklären. Als weiteres sehr geeignetes Radionuklid wird ^{123}J eingesetzt.

(b) *Niere*

Die tubuläre Partialfunktion kann mit i.v. applizierter ^{131}J markierter Orthojodhippursäure (*^{131}J-Hippuran*) erfaßt werden. ^{131}J-Hippuran wird unverändert durch die Nieren ausgeschieden. Dabei werden die Zeit-Aktivitäts-Kurven seitengetrennt über den beiden Nieren aufgezeichnet (*Radioisotopennephrogramm*, Abb. 5.12)

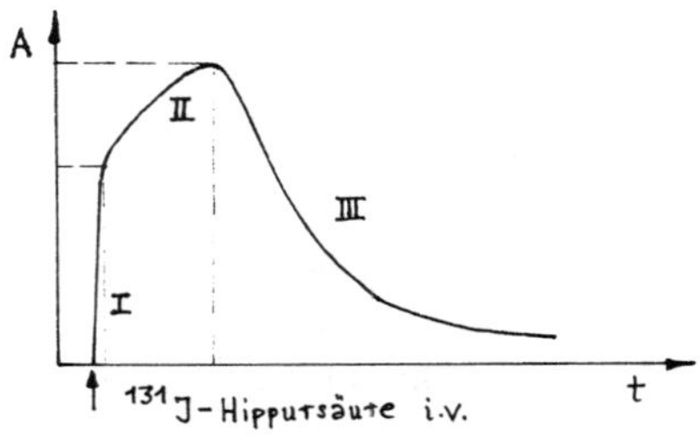

Abb. 5.12

Phase I (Durchblutungsphase) erfaßt das Auftreten der Aktivität nach der Injektion. Phase II (Sekretionsphase) stellt die Sekretion des ^{131}J-Hippurana dar (Parenchymfunktion). Phase III (Exkretionsphase) beschreibt die Ausscheidung in das harnableitende System (s.a. Abb. 5.8).

Die *Nierenszintigraphie* verfolgt das Ziel, Lage, Form und Größe der Nieren sichtbar zu machen und das funktionstüchtige Nierenparenchym darzustellen. Dies kann mit ^{197}Hg-Chlormerodrin, das an der proximalen Tubulusmembran abgelagert (gestapelt) wird, geschehen. Ein weiteres für die statische Nierenszintigraphie geeignetes Radiopharmazeutikum ist ^{99m}Tc-Succinat. Die Aufzeichnung kann mit einem Scanner erfolgen.

Nimmt man Radiodiagnostika, die schnell ausgeschieden werden, so muß man eine Gamma-Kamera benutzen, die in bestimmten zeitlichen Abständen Bilder der räumlichen Aktivitätsverteilung aufnimmt (*renale Sequenzszintigraphie*). Verwendet werden radioaktiv markierte EDTA-Komplexe und ^{131}J-Hippuran. Benutzt man letzteres, und steht ein EDV-System zur Verfügung, so ist eine *Kamera-Funktionsszintigraphie* der Nieren möglich. Sie bietet neben anderen Vorteilen die Möglichkeit, Sequenzszintigraphie und Isotopennephrogramm (mit der region of interest-Technik) in einem Arbeitsgang durchzuführen.

(c) *Herz*

Die an eine intakte Zellfunktion gebundene Aufnahme von K^+-ähnlichen Stoffen wie $^{201}Tl^+$ kann zur Darstellung gesunden Herzmuskelgewebes benutzt werden. Ischämische Bereiche und Infarkte zeigen sich als "kalte" Stellen im Szintigramm (Abb. 5.1).

(d) *Leber*

Die Funktion der Leberparenchymzellen (exkretorische Funktion) läßt sich mit ^{131}J-Bromsulfthalein (*^{131}J-BSP-Test*) beurteilen. Der Stoff wird schnell von den Leberzellen aus dem Blut aufgenommen und in die Galle bzw. den Darm ausgeschieden. Ein neueres Radiopharmazeutikum für diesen Zweck ist ^{99m}Tc-IDA. Wegen des schnellen Transports ist eine Scanner-Szintigraphie nicht möglich. Es läßt sich jedoch mit Vorteil die Sequenz- und Funktionsszintigraphie mit der Gamma-Kamera anwenden.

Phagozytose

Größere Partikel können an der Zellmembran adsorbiert und durch Phagozytose in die Zelle aufgenommen werden. Diesen Mechanismus benutzt man zur Darstellung des Retikulo-Endothelialen-Systems (RES) mit Hilfe von *Radiokolloiden*.

(a) *Leber*

^{198}Au-Kolloid oder ^{99m}Tc-Schwefelkolloid werden vom RES der Leber, besonders den Kupfferschen Sternzellen aufgenommen. Das macht eine Lokalisationsszintigraphie der Leber möglich. Es können Organform und -größe sowie Speicherdefekte mit einem Auflösungsvermögen von etwa 3 cm erfaßt werden.

(b) *Milz, Knochenmark, Lymphknoten*

Auch das RES anderer Organe speichert Kolloid durch Phagozytose. Das normale Speicherverhältnis Leber:Milz:Knochenmark beträgt 90:5:5. Die Szintigraphie von Lymphknoten ist durch subcutane Injektion der oben genannten Radiokolloide möglich.

Sequestrierung

(a) *Milz*

Die szintigraphische Darstellung der Milz (Form, Größe, Parenchymausfälle) ist durch patienteneigene Erythrozyten möglich. Die Erythrozyten werden zu diesem Zweck mit ^{99m}Tc oder ^{51}Cr markiert und auf 49,5°C erwärmt. Sie verlieren durch diese Wärmealteration ihre ursprüngliche Form und wandeln sich in Sphärozyten um. Nach Reinjektion werden sie in der Milz abgefangen (sequestriert).

Kapillarblockade

Nach Injektion 10 - 50 µm großer, meist mit ^{99m}Tc markierter Teilchen, bleiben diese als Mikroembolie im Kapillarbett hängen und geben ein Abbild der Durchblutung zum Injektionszeitpunkt.

(a) *Lunge*

Nach i.v.-Injektion von ^{99m}Tc-markierten Aggregaten embolisieren diese für eine gewisse Zeit etwa 1/10 000 der Lungenkapillaren. Diese *Lungen-Perfusionsszintigraphie* ist bei primären, vaskulär bedingten Lungendurchblutungsminderungen, z.B. durch Embolien indiziert. Da Ventilation und Durchblutung der Lunge eng durch den *alveolo-vaskulären Reflex* (Euler-Liljestrand) verknüpft sind (eine Minderventilation etwa infolge einer Bronchialstenose führt durch den pCO_2-Anstieg zu einer *reflektorischen* Verengung der zugehörigen Pulmonalarterie und damit zu einer Perfusionsverminderung), kann die Lungen-Perfusionsszintigraphie auch Bronchialobstruktionen, die z.B. durch Bronchialkarzinome verursacht worden sind, sichtbar machen.

(b) *Herz, Niere, Gehirn*

Nach i.a.-Injektion kann auch die Durchblutung anderer Organe wie Niere oder Gehirn entsprechend dargestellt werden (*renale* bzw. *zerebrale Angioszintigraphie*). Injektion der Mikrospheres mittels Katheter in die Kranzgefäße des Herzens erlauben dort eine Darstellung der Endstrombahnen.

Austausch, Diffusion

(a) *Skelett*

Die *Knochenszintigraphie* kann mit radioaktiven Strontium-Isotopen durchgeführt werden (^{85}Sr, ^{87m}Sr), die sich in vivo Calciumähnlich verhalten. Die osteotropen Strontiumnuklide werden *heteroionisch* gegen freie Ca-Ionen an den Kristalloberflächen ausgetauscht. Nach einigen Tagen ist das Sr in das Kristallinnere diffundiert. ^{85}Sr hat wegen der langen physikalischen Halbwertszeit von 64 d den Nachteil einer hohen Strahlenbelastung. Radiofluor ^{18}F ($t_{1/2}$ = 110 min), das gegen OH-Gruppen des Hydroxylapatits ausgetauscht wird, hat demgegenüber Vorteile. Es ist jedoch wegen der kurzen Halbwertszeit nur in Reaktor- oder Zyklotronnähe verfügbar. ^{99m}Tc-Phosphat-Verbindungen werden heute wegen ihrer niedrigen Strahlenbelastung in der Knochenszintigraphie eingesetzt.

Knochenszintigramme können keinen Hinweis auf die Art der knöchernen Veränderungen geben und somit röntgendiagnostische Verfahren ergänzen aber nicht ersetzen.

(b) *Gehirn*

Die erhöhte Permeabilität infolge gestörter Blut-Hirn-Schranke bei pathologischen Prozessen kann zur *Hirnszintigraphie* von Tumoren (*Positiv*-Darstellung) oder zur Darstellung zerebrovaskulärer Prozesse ausgenutzt werden. Als Indikator wird überwiegend ^{99m}Tc-Pertechnetat genommen.

(c) *Pankreas*

Die Szintigraphie der Bauchspeicheldrüse nutzt die exokrine Pankreasfunktion aus, die von einem hohen Aminosäureumsatz begleitet ist. Zum Zwecke der nuklearmedizinischen Diagnostik wird die Aminosäure ^{75}Se-Methionin in den Stoffwechsel eingeschleust. Sie reichert sich vermehrt im Pankreas aber auch in der Leber an. Die Pankreasszintigraphie bedarf wegen der relativ hohen Strahlenbelastung einer strengen Indikationsstellung. Zudem wird die Leber bei diesem Verfahren ebenfalls dargestellt und muß nach geeigneter selektiver Darstellung mit einem anderen Radiopharmakon subtrahiert werden (Doppel-Radionuklid-Verfahren).

Retention

Verwendet man Radiopharmazeutika wie ^{99m}Tc-Humanserumalbumin (^{99m}Tc-HSA), die nach i.v.-Injektion die Blutbahn nicht verlassen, so ist eine szintigraphische Darstellung des Herzbinnenraumes und der großen Gefäße (*Radionuklid-Angiographie*) möglich. Nimmt man ein Szintigramm des Herzbinnenraumes auf, so können Aneurysmen der Herzwand festgestellt und die Differentialdiagnose des Perikardergusses erleichtert werden. Bei Einsatz eines Computers kann eine Funktionsszintigraphie des Herzens durchgeführt werden (Kap. 5.1.3). Damit sind Aussagen über die Ventrikelwandbewegung möglich, die zur Infarktdiagnostik herangezogen werden können.

Unter der *Organ-Clearance* (z.B. ***renale** Clearance*) versteht man dasjenige Plasmavolumen, das pro Zeiteinheit durch das Organ von einer Substanz befreit (gereinigt) wird. Die *totale Clearance* (Ganzkörperclearance) beschreibt die Verschwinderate aus einem Pool durch sämtliche beteiligten physiologischen Mechanismen (Niere, Darm, Lungen etc.). Clearancebestimmungen können mit einem Ganzkörperszintillationszähler durchgeführt werden. Dieser besteht aus mehreren großen, entsprechend angeordneten NaJ-Kristallen, die den Körper überdecken und vorhandene Aktivitäten sehr empfindlich nachweisen können. Sie sind deshalb auch für den Strahlenschutz bei Verdacht auf Inkorporation von offenen Radionukliden von Bedeutung.

5.4. Grundlagen der Radiopharmazie und Radiochemie

5.4.1 Träger

Die Radiopharmazie befaßt sich mit der Herstellung radioaktiver Verbindungen für die nuklearmedizinische Diagnostik (*Radio-Pharmazeutika*). Eine gängige Methode zur Herstellung reiner γ-Strahler bieten die *Radionuklidgeneratoren* (Abb. 5.13).

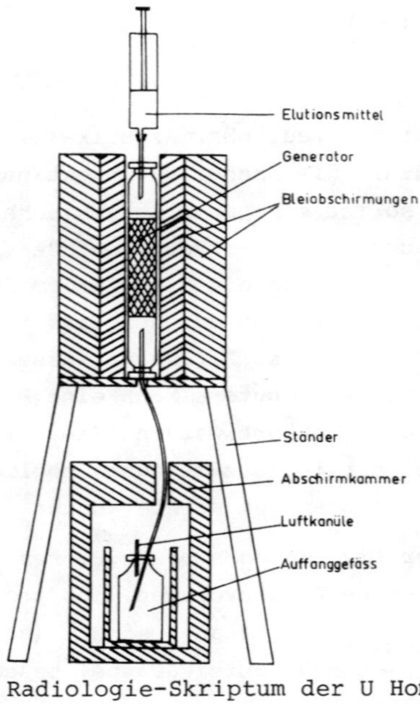

Abb. 5.13 (aus einem Radiologie-Skriptum der U Homburg)

Diese Apparaturen dienen zur Abtrennung kurzlebiger Tochtersubstanzen (meist in einem metastabilen Zustand) wie ^{99m}Tc ($t_{1/2}$ = 6 h) von den langlebigeren Muttersubstanzen, in diesem Falle ^{99}Mo ($t_{1/2}$ = 2,8 d). Das Molybdän ist an eine Ionenaustauschersäule gebunden. Das durch den radioaktiven Zerfall entstehende Technetium wird nicht adsorbiert und kann durch ein Elutionsmittel ausgewaschen werden.

Der *Träger* bezeichnet den inaktiven, stabilen Anteil einer Verbindung. Durch den Einbau eines Radionuklids (*Tracer*) wird die Verbindung radioaktiv markiert. Es entsteht ein *Radio-Pharmazeutikum*. Das Verhältnis der Aktivität A des Tracers zur Masse m der markierten Verbindung nennt man die *spezifische Aktivität* a.

5.4.2 Applikationsformen

Die Radiopharmaka können zu diagnostischen Zwecken in verschiedener Weise appliziert werden, z.B. *peroral* als ^{58}Co-Vit.B_{12} beim Schillingtest, *intravenös* als ^{131}J-Hippuran zur Nierendiagnostik oder *subcutan* als ^{198}Au-Kolloid zur Lymphbahnendarstellung. Weiterhin besteht die Möglichkeit der *Inhaltation*, z.B. von ^{133}Xe zur szintigraphischen Darstellung der Lungenventilation.

5.4.3 Spezifische Aktivität

Der Begriff der spezifischen Aktivität $a = \frac{A}{m}$ $[\frac{Bq}{kg}]$ wurde bereits in Kapitel 5.4.1 in Zusammenhang mit der Beschreibung von Radiopharmazeutika erwähnt. Die gleiche Definition benutzt man auch bei reinen Radionukliden, wie etwa bei ^{137}Cs--Quellen in der Strahlentherapie.

5.4.4 Radiotoxizität, Pharmakotoxizität

Die chemische Toxizität (*Pharmakotoxizität*) der in der nuklearmedizinischen Diagnostik verwendeten Radiopharmazeutika ist zu vernachlässigen. Die verwendeten Mengen (wobei auch der inaktive Träger zu beachten ist) liegen etwa um den Faktor 1000 unter der toxischen Grenzdosis; sie besitzen nicht einmal eine pharmakodynamische Wirkung (z. B. Diurese bei Hg-Verbindungen).

Als *Radiotoxizität* bezeichnet man die mögliche Gefährdung des Organismus durch die Strahlenexposition, die sich aus der im Körper absorbierten Strahlungsenergie des Nuklids ergibt. Hierfür sind *physikalische* und *biologische* Halbwertszeit des Radionuklids sowie *Art* und *Strahlungsenergie* der emittierten Strahlung (Photonen oder Korpuskel) wichtig. Von der IAEA wurden verschiedene Klassen der Radiotoxizität aufgestellt:

(a) sehr hohe Radiotoxizität: z.B. ^{90}Sr, ^{226}Ra, ^{239}Pu

(b) hohe Radiotoxizität: z.B. ^{59}Fe, ^{131}J

(c) mittlere Radiotoxizität: z.B. ^{60}Co, ^{137}Cs, ^{198}Au

(d) niedrige Radiotoxizität: z.B. ^{14}C, ^{51}Cr, ^{201}Tl, ^{99m}Tc

- Die nuklearmedizinische Diagnostik kann Aufschluß über Form und Lage (Lokalisationsdiagnostik) und Funktion (Funktionsdiagnostik) innerer Organe geben.
- Die Aufzeichnung der inkorporierten Aktivität erfolgt meist mit Festkörperszintillationszählern, wie dem Scanner oder der Gammakamera. Letztere ermöglicht in Zusammenhang mit einem Computer die sehr leistungsfähige Funktionsszintigraphie.
- Die effektive Halbwertszeit berechnet sich aus der biologischen und physikalischen Halbwertszeit eines Radionuklids.
- Aus der flächenhaften Darstellung der Aktivität der inkorporierten γ-Strahler im Szintigramm können Speicherdefekte der Organe als "cold spots" und übernormale Speicherung als "hot spots" erkannt werden.
- Die Funktionsdiagnostik erfolgt anhand der aufgezeichneten Zeit-Aktivitäts-Kurven, z.B. Radioisotopennephrogramm.

- Der T_3-Test bestimmt die freie Proteinbindungskapazität für Schilddrüsenhormone. Der T_4-Test ist eine direkte Bestimmung des Thyroxin-Spiegels im Serum.
- Zur nuklearmedizinischen in vitro Diagnostik gehört der Radioimmunoassay, mit dem sich die Konzentration vieler Hormone im Serum sehr genau bestimmen läßt und die Verdünnungsanalyse mit Radionukliden zur Messung von Verteilungsvolumina.
- Als radioaktiver Tracer wird heute hauptsächlich ^{99m}Tc eingesetzt. Es kann in Radionuklidgeneratoren gewonnen werden.
- Die wichtigsten physiologischen Mechanismen, die der nuklearmedizinischen Diagnostik zugrunde liegen sind: aktiver Transport, Phagozytose, Kapillarblockade und Retention.
- Für die Basisdiagnostik der Schilddrüsenerkrankungen wird ein Szintigramm angefertigt und der Schilddrüsenhormonspiegel in vitro bestimmt.
- Kalte Stellen im Schilddrüsenszintigramm können auf Zysten oder Karzinome, heiße Stellen auf autonome Adenome hinweisen.
- Der Radiojodtest gibt nur Auskunft über die Jodkinetik.

  Die Nierenfunktion wird mit ^{131}J-Hippuran und einer Gamma-Kamera geprüft (renale Sequenzszintigraphie).
- Die Phagozytose von Radiokolloiden erlaubt die Darstellung des RES (Leber, Milz, Knochenmark).
- Die Sequestrierung wärmealterierter patienteneigener Erythrozyten wird zur Milzszintigraphie ausgenutzt.
- Nach einer Kapillarblockade durch markierte Mikrospheres ist die Lungen-Perfusionsszintigraphie möglich. Mit dieser Methode sind aufgrund des alveolo-vaskulären Reflexes auch Bronchialobstruktionen neben primär vaskulär bedingten Perfusionsminderungen (Embolien) darstellbar.
- Die Knochenszintigraphie erfolgt mit osteotropen Radionukliden wie Sr, F und ^{99m}Tc-Phosphat-Verbindungen.
- Nach Injektion von Radiopharmazeutika, die die Blutbahn nicht verlassen, können die großen Gefäße und der Herzbinnenraum sichtbar gemacht werden.
- Ganzkörperzähler werden zu Clearance-Messungen und zum Nachweis inkorporierter Radioaktivität im Strahlenschutz eingesetzt.
- Radionuklidgeneratoren dienen zur Herstellung kurzlebiger γ-Strahler.

6 GRUNDLAGEN ZUR KLINIK DER STRAHLENBEHANDLUNG

6.1 Gutartige Erkrankungen

Der Wirkungsmechanismus ionisierender Strahlung bei entzündlichen Erkrankungen beruht auf einer langsam einsetzenden und lange anhaltenden Alkalose, die der Entzündungsacidose entgegenwirkt. Hinzu kommen andere Veränderungen des Gewebemilieus. Die Indikation zur Strahlenbehandlung gutartiger Erkrankungen muß wegen der Nebenwirkungen sehr streng gestellt werden. Allerdings sind die verwendeten Strahlendosen relativ klein. Gute Ergebnisse wurden bei *entzündlichen* Erkrankungen wie Hidroadenitis (50 - 300 rd) und Parotitis (50 - 300 rd) als auch bei *degenerativen* Erkrankungen wie Arthrosis deformans (6 x 100 rd) erzielt. Bei bestimmten Erkrankungen des Auges und der Orbita ist die Anwendung ionisierender Strahlung ebenfalls von Nutzen (bei Iridocyclitis oder ^{90}Sr-Kontakttherapie bei Hornhautvaskularisation). Die Schonung der Augenlinse ist hierbei zu beachten. *Gutartige Neubildungen* (Hämangiom) lassen sich mit einer Weichstrahltherapie und Dosen um 2000 rd positiv beeinflussen.

6.2 Bösartige Tumoren und Systemerkrankungen

Die Energie der Strahlung bestimmt ihre Eindringtiefe in den menschlichen Körper und ist in erster Linie für die erreichte *Tiefendosis* und damit die *Herddosis* am Ort des Tumors verantwortlich. Die Abnahme der Tiefendosis D (in % der Maximaldosis) mit der Gewebetiefe d für Röntgenstrahlung verschiedener Energie zeigt Abbildung 6.1.

Die Abbildung zeigt die Zunahme der Tiefendosis mit steigender Strahlungsenergie. Weiterhin ist ersichtlich, daß die Dosis der 42 MeV-Röntgenstrahlung (*Megavolttherapie*) durch den *Aufbaueffekt* erst in etwa 7 cm Gewebetiefe ihr Maximum erreicht. Dadurch wird das darüberliegende Gewebe, speziell

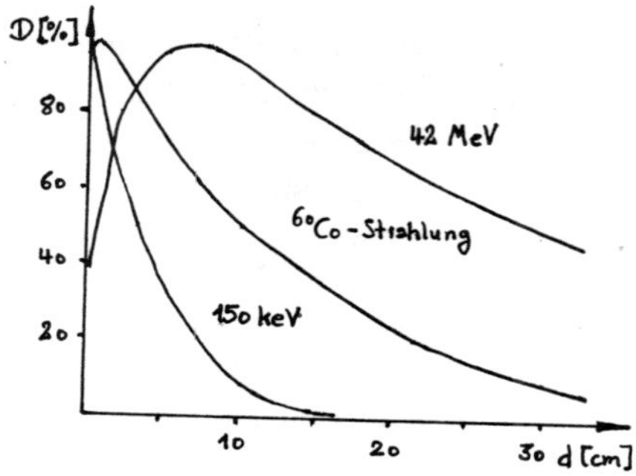

Abb. 6.1

die Haut, geschont. Dies trifft auch auf die Bestrahlung mit schnellen Elektronen zu. Zusätzlich wird hierbei noch das tieferliegende Gewebe durch den steilen Dosisabfall geschont. Die Bestrahlung mit schnellen Neutronen und π-Mesonen bietet auch einige Vorteile, jedoch wird sie in der klinischen Routine noch nicht eingesetzt.

Als *Strahlenquellen* für die Strahlentherapie kommen natürliche radioaktive Nuklide wie ^{226}Ra, künstliche radioaktive Nuklide wie ^{60}Co, ^{137}Cs oder ^{90}Sr und Strahlenerzeuger wie Röntgentherapieröhren, Linearbeschleuniger und Betatron in Frage.

Eine Einteilung der Strahlentherapie kann nach Art und Energie der verwendeten Strahlung erfolgen:

Oberflächentherapie:	10-100 kV Röntgenstrahlen 3-10 MeV Elektronen Kontakttherapie mit β-Strahlern
Halbtiefentherapie:	100-150 kV Röntgenstrahlen Telecäsiumtherapie 5-20 MeV Elektronen

Tiefentherapie:

Orthovolttherapie:	200-400 kV Röntgenstrahlen
Megavolttherapie:	1-50 MV ultraharte Röntgenstrahlen
	Telecobalttherapie
	20-50 MeV Elektronen
	Schnelle Neutronen

Die *Telecurietherapie* benutzt die γ-Strahlung von ^{137}Cs ($t_{1/2}$ = 30 a, E_γ = 0,66 MeV) und ^{60}Co ($t_{1/2}$ = 5,3 a, E_γ = 1,17 MeV und 1,32 MeV). Die Elketronen aus Teilchenbeschleunigern können entweder selbst zur Therapie benutzt werden, oder sie werden wie bei der Röntgenröhre auf eine Anode gelenkt und dadurch ultraharte Röntgenbremsstrahlung der entsprechenden Grenzenergie erzeugt.

Die Anwendung der Strahlentherapie bei bösartigen Tumoren beruht auf der unterschiedlichen *Strahlensensibilität* von gesundem Gewebe und Tumorgewebe (Kap. 2.2.10). Man definiert als

$$\text{Elektivitätsfaktor} = \frac{\text{zulässige Dosis im gesunden Gewebe}}{\text{Tumorvernichtungsdosis}}.$$

Je mehr dieser Faktor den Wert 1 überschreitet, desto günstiger sind die Voraussetzungen zur Tumorzerstörung.

Die Anwendung der Strahlentherapie setzt außer der *histologischen* Bestimmung des Tumors eine möglichst gute Kenntnis über seine *Größe* und Ausbreitung voraus. Dazu hat sich die Klassifizierung nach dem TNM-System bewährt. Aus diesen Erkenntnissen heraus wird der Therapieplan erstellt. Zur Heilung bösartiger Tumoren kommen außer der Strahlentherapie die Chirurgie (vor allem bei eng lokalisierten Tumoren) und die Chemotherapie in Frage. Oft ist eine Kombination dieser Methoden am erfolgreichsten (z.B. prä- oder postoperative Bestrahlungen).

Neben der Bestrahlung von lokalisierten Tumoren ist auch die Strahlentherapie von malignen Systemerkrankungen (Lymphosarkom, Lymphogranulomatose) von Wichtigkeit. Die nötige Dosis liegt bei ca. 4000 rd in 4 Wochen. Umschlossene Radionuklide wie ^{226}Ra, ^{192}Ir und ^{137}Cs werden vor allen zur *interstitiellen* Therapie bei gynäkologischen Tumoren eingesetzt.

Ist das Tumorleiden so weit fortgeschritten, daß eine Heilung nicht mehr möglich ist, so kann der Übergang von der *kurativen* zu einer *palliativen* Strahlentherapie (eventuell zusammen mit einer Chemotherapie) doch große Erleichterung für den Patienten durch Vermeidung von Schmerzen und Besserung des Allgemeinzustandes bringen. Die erforderliche palliative Dosis beträgt i.a. nur 2/3 der kurativen Dosis (Tumordosis).

Ist die Entscheidung zu einer Strahlentherapie gefallen, so ist eine sorgfältige *Bestrahlungsplanung* durchzuführen. Diese hat zum Ziel, eine optimale Dosisverteilung im Körper des Patienten zu erreichen, die ausreichend für eine Tumorvernichtung ist, das gesunde Gewebe aber maximal schont. Dabei müssen möglichst die besonders strahlenempfindlichen Organe wie Gonaden, Knochenmark, lymphatisches Gewebe und Augenlinse aus dem Nutzstrahlenbündel herausgehalten werden. Voraussetzung ist eine genaue Tumorlokalisation. Mit Hilfe einer Körperquerschnittszeichnung wird, meist durch einen Computer, die optimale Bestrahlungsform ermittelt.

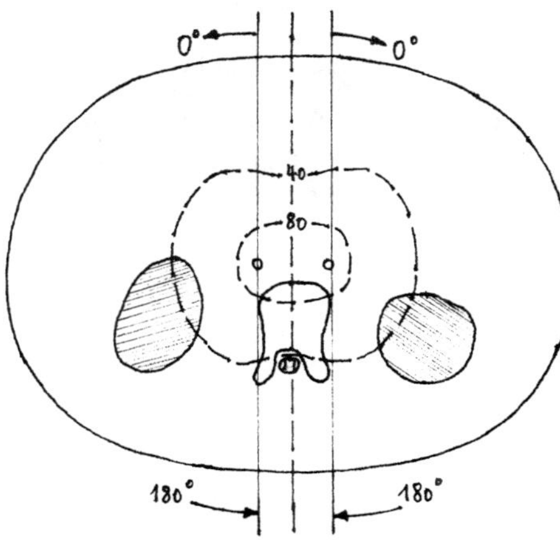

Abb. 6.2

Die erforderliche Schonung des gesunden Gewebes kann bei tiefliegenden Tumoren durch *Mehrfelderbestrahlung* oder *Bewegungsbestrahlung*, wobei unter verschiedenen Winkeln bzw. mit bewegter Strahlenquelle bestrahlt wird, erreicht werden. Hierdurch wird das umliegende Gewebe, vor allem die Haut, entlastet. Die 80%-*Isodose* (Kurve konstanter Dosis, hier 80% der Maximaldosis) muß das Herdgebiet umschließen. Die *Stehfeldbestrahlung* mit fester Quelle eignet sich dagegen für Hautkarzinome. Abbildung 6.2 zeigt als Beispiel die Telecobaltbewegungsbestrahlung der retroperitonealen paraaortalen Lymphknoten mit einer Pendeltechnik um zwei Drehpunkte. Eingezeichnet sind die Isodosen.

- Eine Strahlentherapie mit niedrigen Dosen kann angewendet werden bei entzündlichen und degenerativen Erkrankungen, sowie bei gutartigen Neubildungen.
- Die Tiefendosis hängt in erster Linie von der Energie der Strahlung ab. Sehr energiereiche Strahlungen (Megavolttherapie) zeigen neben der größeren Tiefendosis eine Schonung des oberflächlichen Gewebes durch den Aufbaueffekt.
- Die Telecurietherapie arbeitet mit den künstlichen Radionukliden Co-60 und Cs-137. Umschlossene Strahler wie Ra-226 werden zur interstitiellen Therapie benutzt.
- Die unterschiedliche Strahlensensibilität von gesundem Gewebe und Tumorgewebe wird durch den Elektivitätsfaktor angegeben.
- Die kurative Strahlentherapie maligner Erkrankungen erfordert Dosen um 4000 rd in einigen Wochen. Die palliativen Strahlendosen liegen etwas niedriger.
- Zur Schonung des gesunden Gewebes ist eine sorgfältige Bestrahlungsplanung (evtl. computerunterstützt) notwendig.

ORIGINAL-PRÜFUNGSFRAGEN RADIOLOGIE

Anleitung zum Gebrauch

Im Kommentar zu jeder MC-Frage ist die Erklärung bzw. Herleitung der richtigen Lösung enthalten. Daneben werden, wenn nötig, Begründungen für das Nichtzutreffen der anderen vier Antwortmöglichkeiten gegeben. Die Fragen sind nach den verschiedenen Aufgabentypen geordnet. Mehrfach gestellte Fragen sind durch + gekennzeichnet.

Über jeder Frage stehen:

Lernziel nach dem Gegenstandskatalog für den 1. Teil der ärztlichen Prüfung (2. Auflage), Aufgabentyp, Literaturhinweis

Die Literaturhinweise beziehen sich auf:

Radiologie, 1978, Springer-Verlag, herausgegeben von H. Hundeshagen, abgekürzt H. mit der entsprechenden Seitenzahl, der zweite Hinweis, abgekürzt GF. gibt die Seite im vorliegenden Buch an, auf der das zugehörige Lernziel abgehandelt wird.

Aufschlüsselung der Fragen nach Lernzielen

1.1	1,2,3,4,5,6,75
1.2	8,9,17
1.3	10,11,12,13,14,15,16,105
2.1	23,97
2.2	24,25,98,101,106
2.3	21,22,95
2.4	26,27,73,99,100
2.5	74,96
2.6	20
2.7	18,19
3.1	109
3.2	30,31,110,111,112
3.3	32,33,34,35,36,107,108
3.4	28,29
4.1	7,37,38,39,40,41,42,78,85,113,115,127
4.2	43,44,45,46,47,48,49,50,51,52,53,54,55,56,57,58,59,60,61, 62,76,77,79,80,81,82,83,84,86,91,92,102,103,104,114,116, 117,118,119,120,121,122,123,124,125,126,128,129,130,131
5.1	70,71,134
5.2	66,67,68,69
5.3	63,64,65,72,87,88,89,93,94,132,133,135
6.2	90

ERKLÄRUNG DER AUFGABENTYPEN

Aufgabentyp A 1 und A 2: Einfachauswahl

Erläuterung: Auf eine Frage oder unvollständige Aussage folgen bei diesem Aufgabentyp 5 mit (A) - (E) gekennzeichnete Antworten oder Ergänzungen, von denen Sie eine einzige auswählen sollen, und zwar:

entweder die einzig richtige
oder die beste von mehreren möglichen.

Lesen Sie immer alle Antwortmöglichkeiten durch, bevor Sie sich für eine Lösung entscheiden.

Aufgabentyp A 3: Einfachauswahl

Erläuterung: Die nachfolgenden Aufgaben sind so formuliert, daß Sie aus den angebotenen Alternativen jeweils die einzig nicht zutreffende wählen sollen.

Aufgabentyp B: Aufgabengruppe mit gemeinsamem Antwortangebot - Zuordnungsaufgaben -

Erläuterung: Jede dieser Aufgabengruppen besteht aus:

a) einer Liste mit numerierten Begriffen, Fragen oder Aussagen (Liste 1 = Aufgabengruppe)
b) einer Liste von 5 durch die Buchstaben (A) - (E) gekennzeichneten Antwortmöglichkeiten (Liste 2)

Sie sollen zu jeder numerierten Aufgabe der Liste 1 aus der Liste 2 die eine Antwort (A) bis (E) auswählen, die Sie für zutreffend halten oder von der Sie meinen, daß sie im engsten Zusammenhang mit dieser Aufgabe steht. Bitte beachten Sie, daß jede Antwortmöglichkeit (A) bis (E) auch für mehrere Aufgaben der Liste 1 die Lösung darstellen kann.

Aufgabentyp C: Kausale Verknüpfung

Erläuterung: Dieser Aufgabentyp besteht aus drei Teilen:

Teil 1: Aussage 1
Teil 2: Aussage 2
Teil 3: Kausale Verknüpfung (weil)

Jede der beiden Aussagen kann unabhängig von der anderen richtig oder falsch sein. Wenn beide Aussagen richtig sind, so kann die Verknüpfung durch "weil" richtig oder falsch sein. Entnehmen Sie den richtigen Lösungsbuchstaben nach Prüfung der einzelnen Teile dem nachfolgenden Lösungsschema.

Antwort	Aussage 1	Aussage 2	Verknüpfung
A	richtig	richtig	richtig
B	richtig	richtig	falsch
C	richtig	falsch	–
D	falsch	richtig	–
E	falsch	falsch	–

Aufgabentyp D: Aussagekombination

Erläuterung: Bei diesem Aufgabentyp werden mehrere durch eingeklammerte Zahlen gekennzeichnete Aussagen gemacht. Wählen Sie bitte die zutreffende Lösung unter den 5 vorgegebenen Aussagenkombinationen (A)-(E) aus.

Aufgaben:

1 LZ 1.1 GF.2 H.2 Typ A
+ Welche der folgenden Arten von Elektronenstrahlung trägt die Bezeichnung "Betastrahlung"?

(A) die innerhalb eines durchstrahlten Stoffes durch Photo- oder Comptoneffekt von Photonen erzeugte Elektronenstrahlung
(B) die innerhalb eines durchstrahlten Stoffes durch Stoß von primären Korpuskeln erzeugte Elektronenstrahlung
(C) die innerhalb eines durchstrahlten Stoffes durch Paarbildungseffekt erzeugte Elektronenstrahlung (negative und positive Elektronen)
(D) die von einem Elektronenbeschleuniger erzeugte Elektronenstrahlung
(E) die bei Umwandlungen von Atomkernen vom Kern emittierte Elektronenstrahlung

2 LZ 1.1 GF.1 H.2 Typ A
Die Halbwertzeit (HWZ) des Radionuklids ^{42}K beträgt 12 Stunden. Nach welcher Zeit ist die Aktivität eines ^{42}K-Präparates der Aktivität 1 mCi auf 1 μ Ci abgesunken?

(A) nach 48 Stunden
(B) nach 96 Stunden
(C) nach 120 Stunden
(D) nach 10 Tagen
(E) nach 20 Tagen

3 LZ 1.1 GF.6 H.76 Typ A
+ Welcher der folgenden Strahlenqualitätsbereich der Photonenstrahlung findet überwiegend in der Röntgendiagnostik Anwendung?

(A) sehr weiche Strahlung, Röhrenspannung bis 20 kV
(B) weiche Strahlung, Röhrenspannung 20 - 60 kV
(C) mittelharte Strahlung, Röhrenspannung 60 - 150 kV
(D) harte Strahlung, Röhrenspannung 150 - 400 kV
(E) sehr harte Strahlung, Röhrenspannung 400 - 3000 kV

4 LZ 1.1 GF.2 H.6 Typ A
Welche Aussage trifft zu? - Bei der Emission eines β^--Teilchens durch ein Radioisotop eines Elements entsteht

(A) ein anderes Isotop des gleichen Elements
(B) ein Isotop eines Elements mit einer um eine Einheit größeren Ordnungszahl
(C) ein Isotop eines Elements mit einer um zwei Einheiten größeren Ordnungszahl
(D) ein Isotop eines Elements mit einer um eine Einheit kleineren Ordnungszahl
(E) ein Isotop eines Elements mit einer um zwei Einheiten kleineren Ordnungszahl

5 LZ 1.1 GF.4 H.6 Typ A

Welche Aussage trifft zu? - Die Energie der Gammastrahlung des Radionuklids Kobalt-60 liegt im Bereich von

(A) 50 - 100 keV
(B) 100 - 500 keV
(C) 500 keV - 1 MeV
(D) 1 MeV - 2 MeV
(E) 3 MeV - 10 MeV

6 LZ 1.1 GF.2 H.2 Typ A

Welche Aussage trifft zu? - Die von Radionukliden emittierte Betastrahlung ist eine

(A) Photonenstrahlung aus dem Atomkern
(B) Strahlung schwerer Teilchen
(C) Mesonenstrahlung
(D) Elektronenstrahlung
(E) Mikrowellenstrahlung

7 LZ 4.1 GF.67 H.83 Typ A

\+ Welche Aussage trifft zu? - Die Kymographie ist ein Röntgenverfahren zur

(A) Volumenbestimmung von Hohlräumen
(B) Kontrastanhebung
(C) Darstellung von Schattenrandbewegungen
(D) Größenbestimmung von Organen
(E) scharfen Abbildung einzelner Körperschichten

8 LZ 1.2 GF.11 H.10 Typ A

\+ Welche Aussage trifft zu? - Die Wechselwirkung einer Röntgen- oder Gammastrahlung mit Materie beim Comptoneffekt besteht in der

(A) Richtungsänderung des primären Strahlenquantes ohne Energieverlust
(B) Übertragung der gesamten Energie des primären Strahlenquantes (abzügl. Ablösearbeit) auf ein Elektron der Elektronenhülle eines Atoms
(C) Anregung eines Atoms zur Emission von ultraviolettem und sichtbarem Licht
(D) Übertragung eines Teiles der Energie des primären Strahlenquantes auf ein Elektron der Elektronenhülle eines Atoms verbunden mit einer Richtungsänderung (Streuung) des Quantes
(E) Erzeugung eines Elektrons und eines Positrons

9 LZ 1.2 GF.10 H.23 Typ A
Welche Strahlenart hat bei gleicher Energie die geringste Reichweite im Gewebe?

(A) β-Strahlen
(B) Neutronen
(C) Protonen
(D) α-Strahlen
(E) γ-Strahlen

10 LZ 1.3 GF.21 H.24 Typ A
\+ Welche Aussage trifft zu? - Die spezielle Einheit der Äquivalentdosis bei der Anwendung ionisierender Strahlen ist

(A) 1 Rad
(B) 1 Rem
(C) 1 Röntgen
(D) 1 Coulomb/Kilogramm
(E) 1 Milliamperesekunde

11 LZ 1.3 GF.18 H.21 Typ A
Welche der folgenden Strahlenwirkungen liegt der Messung der Ionendosis von Röntgen- oder Gammastrahlung in der Einheit "Röntgen" zugrunde?

(A) die Auslösung von Fluoreszenzstrahlung
(B) die Schwärzung der photographischen Emulsion
(C) die Ionisation der Luft
(D) die Erzeugung von Wärme im Absorber (Kalorimetrische Messung)
(E) die Erzeugung eines Hauterythems

12 LZ 1.3 GF.21 H.24 Typ A
\+ Welche Aussage trifft zu? - Unter dem Begriff "Relative biologische Wirksamkeit" (RBW) ionisierender Strahlen versteht man die Abhängigkeit der Strahlenwirkung von

(A) dem bestrahlten Organ
(B) dem bestrahlten Körpervolumen
(C) der Dosisfraktionierung
(D) der Strahlenqualität (Strahlenart und Energie)
(E) der Dosisleistung

13 LZ 1.3, 3.3 GF.21 H.406 Typ A

Welche Aussage trifft zu? - Unter dem Begriff Personendosis versteht man im Strahlenschutz beim Umgang mit Röntgen- und γ-Strahlen

(A) die Ionendosis (in Röntgen) oder die Energiedosis (in Rad) in Luft am Arbeitsplatz
(B) die Energiedosis (in Rad) im Knochenmark und in den Gonaden einer Person
(C) die Ionendosis (in Röntgen) gemessen an einer für die Strahlenexposition als repräsentativ geltenden Stelle der Körperoberfläche
(D) die über ein kritisches Volumen des Körpers oder auch über eine kritische Fläche der Haut gemittelte Äquivalentdosis (in Rem)
(E) die Zahl der in der Zeiteinheit auf die Flächeneinheit der Körperoberfläche auftreffenden Strahlenquanten

14 LZ 1.3, 2.1 GF.21 H.24 Typ A

Der Bewertungsfaktor q wurde für Alphastrahlen, schnelle Neutronen und Protonen für Zwecke des Strahlenschutzes (Ganzkörperbestrahlung mit kleiner Dosisleistung über lange Zeit) international festgelegt. - Welcher der folgenden Werte ist der beste?

(A) q = 500
(B) q = 100
(C) q = 10
(D) q = 1
(E) q = 0,1

15 LZ 1.3, 2.1 GF.21 H.24 Typ D
\+ Für die Errechnung der Äquivalentdosis in Rem werden benötigt

(1) die Energiedosis in Rad
(2) die Dosisleistung
(3) der Bewertungsfaktor (Qualitätsfaktor)

(A) nur 2 ist richtig
(B) nur 1 und 2 sind richtig
(C) nur 1 und 3 sind richtig
(D) nur 2 und 3 sind richtig
(E) 1 - 3 = alle sind richtig

16 LZ 1.3 GF.18 H.347 Typ D

In der Messung der von Radionukliden emittierten Strahlung, z.B. mittels Geigerzähler oder Szintillationszähler, geht ein sogenannter "Nulleffekt" ein, der verursacht wird durch

(1) die kosmische Strahlung
(2) die natürliche terrestrische Umgebungsstrahlung
(3) den ultravioletten Anteil der Sonnenstrahlung
(4) den infraroten Anteil der Sonnenstrahlung

(A) nur 1 ist richtig
(B) nur 2 ist richtig
(C) nur 1 und 2 sind richtig
(D) nur 2, 3 und 4 sind richtig
(E) 1 - 4 = alle sind richtig

17 LZ 1.2 GF.14 H.10 Typ A

Welche Aussage trifft zu? - Unter Streustrahlung versteht man bei der Anwendung von Röntgenstrahlen

(A) die Photonenstrahlung, die von den primären Photonen durch Richtungsänderung mit oder ohne Energieverlust erzeugt wird
(B) die Strahlung innerhalb des Nutzstrahlenbereiches
(C) die durch Wechselwirkung der aus dem Strahler austretenden primären Strahlung mit der von ihr getroffenen Materie erzeugte Sekundärelektronenstrahlung
(D) nur die Strahlung außerhalb des Nutzstrahlenbereiches
(E) die gesamte aus dem Strahler austretende Strahlung

18 LZ 2.7 GF.35 H.66 Typ A

\+ Die genetisch signifikante Dosis der zumutbaren Strahlenbelastung wurde auf 5 rem pro Generation festgelegt. - Warum?

(A) weil die Mutationen, die auftreten, harmlose sind,
(B) weil keine Mutationen auftreten
(C) weil das Keimgewebe so geschädigt wird, daß keine Eientwicklung zustande kommt,
(D) weil bei diesem Wert die Zahl der strahleninduzierten Mutationen unter der Zahl der Spontanmutationen liegt,
(E) weil nur Chromosomenmutationen auftreten.

19 LZ 2.7 GF.35 H.65 Typ A

\+ Welche Antwort trifft zu? - Nach welcher Strahlenbelastung ist mit einer Verdoppelung der spontanen Mutationsrate beim Säugetier und Menschen zu rechnen?

(A) 0,01 - 0,1 rd
(B) 0,1 - 1 rd
(C) 1 - 10 rd
(D) 10 - 100 rd
(E) Eine Verdoppelung der Mutationsrate ist durch die angegebenen Strahlenbelastungen nicht zu erreichen.

20 LZ 2.6 GF.34 H.63 Typ A

In welcher Schwangerschaftsperiode, gerechnet nach der Befruchtung, ist nach erhöhter Strahlenbelastung die Mißbildungsrate für das Skelett der Neugeborenen besonders hoch?

(A) 1. Woche
(B) 2.-7. Woche
(C) 3.-6. Monat
(D) 6.-9. Monat
(E) Das Risiko ist zu allen Zeiten gleich

21 LZ 2.3 GF.31 H.52 Typ A
\+ Nach einer Ganzkörperbestrahlung mit 400 rd γ-Strahlung sinkt die Zahl der peripheren Blutzellen ab. Welche Blutzellen werden am schnellsten reduziert?

(A) Reticulocyten
(B) Erythrozyten
(C) Granulozyten
(D) Lymphozyten
(E) Thrombozyten

22 LZ 2.3 GF.30 H.57 Typ A
\+ Welche Zellen der Spermiogenese sind besonders strahlenempfindlich, wenn die Überlebensrate nach Bestrahlung gemessen wird?

(A) Spermatogonien
(B) Spermatocyten
(C) Spermatiden
(D) Spermien
(E) Die Strahlenempfindlichkeit der genannten Zellen ist gleich

23 LZ 2.1 GF.27 H.26 Typ A

Welche Antwort trifft zu? - Warum ist die biologische Strahlenwirkung bei gleicher Strahlendosis nach einer fraktionierten Bestrahlung von lebenden Zellen und Geweben geringer als nach einer Einzeitbestrahlung?

(A) Es laufen Erholungsvorgänge nach der Bestrahlung ab
(B) Es wird weniger Strahlenenergie absorbiert
(C) Es werden Antikörper gegen strahleninduzierte Radikale gebildet
(D) Die Zellen werden strahlenresistenter
(E) Keine der Aussagen trifft zu

24 LZ 2.2 GF.27 H.46 Typ A

Die Synthese welcher Makromoleküle ist in Säugerzellen besonders strahlenempfindlich?

(A) der Transfer-RNA
(B) der ribosomalen RNA
(C) der DNA
(D) des Albumins
(E) der Globuline

25 LZ 2.2 GF.29 H.31 Typ A
Unter welchen Bedingungen ist die Strahlenempfindlichkeit von Zellen erhöht?

(A) bei niedriger Proliferationsrate
(B) bei hoher Proliferationsrate
(C) bei hoher Differenzierung
(D) mit zunehmender Größe der Zellen
(E) bei hoher Mobilität der Zellen

26 LZ 2.4 GF.30 H.60 Typ A
\+ Welches Organ bzw. Gewebe ist beim akuten Strahlensyndrom primär besonders geschädigt?

(A) Leber
(B) Zentralnervensystem
(C) Blut
(D) Knochemark
(E) Muskel

27 LZ 2.4 GF.32 H.31 Typ A
Welche Aussage trifft zu? - Die LD 50/30 (50% Mortalität innerhalb von 30 Tagen) bei kurzzeitiger Ganzkörperbestrahlung des Menschen mit Röntgen- oder Gammastrahlung liegt bei etwa

(A) 3 bis 5 rd
(B) 30 bis 50 rd
(C) 300 bis 500 rd
(D) 3.000 bis 5.000 rd
(E) 30.000 bis 50.000 rd

28 LZ 3.4 GF.43 H.417 Typ A
In der gynäkologischen Strahlentherapie werden umschlossene Rn-Präparate verwendet. Welcher Schutz ist für das Personal angebracht?

(A) keiner
(B) gleicher Schutz wie beim Röntgen (z.B. Bleischürze)
(C) 1 - 2 cm dicke Sperrholzplatten
(D) 5 - 10 cm dicke Bleiwände
(E) Absaugen des durch radioaktiven Zerfalls entstehenden Radons

29 LZ 3.4 GF.40 H.417 Typ A

Um welchen Faktor ändert sich die Dosisleistung, wenn der Abstand von einer punktförmigen Strahlenquelle verdoppelt wird?

(A) 2
(B) 1/2
(C) 1/4
(D) 1/9
(E) 1/16

30 LZ 3.2 GF.38 H.412 Typ A
+ Welche Aussage trifft zu? - Den größten Beitrag zur zivilisatorischen Strahlenbelastung liefern zur Zeit

(A) nuklearmedizinsiche Maßnahmen
(B) röntgendiagnostische Maßnahmen
(C) therapeutische Bestrahlungen
(D) Kernenergieanlagen (Kernkraftwerke)
(E) Atombombenversuche und fall out

31 LZ 3.2 GF.38 H.416 Typ A
+ Die genetisch signifikante Jahresdosis der zivilisatorischen Strahlenbelastung beträgt für die Bevölkerung in der Bundesrepublik ca. 60 mrem. Aus welchem Bereich kommt der höchste Anteil?

(A) "Fall-out" von Atombombenversuchen
(B) Strahlentherapie
(C) Kernkraftwerke
(D) Röntgendiagnostik
(E) Nuklearmedizin

32 LZ 3.3 GF.41 H.411 Typ A
+ Welche Aussage trifft zu? - Nach der "Röntgenverordnung" ist der Kontrollbereich definiert als ein Bereich, in dem bei einer Arbeitszeit von 40 Stunden pro Woche eine beruflich strahlenexponierte Person pro Jahr eine Äquivalentdosis (Ganzkörper, Knochenmark, Gonaden) erhalten kann von mehr als

(A) 15 mrem
(B) 150 mrem
(C) 1,5 rem
(D) 15 rem
(E) 150 rem

33 LZ 3.3 GF.41 H.411 Typ A
+ Welche Aussage trifft zu? - Gemäß den Bestimmungen der ersten Strahlenschutzverordnung und der Röntgenverordnung muß ein Arbeitsplatz zum Kontrollbereich erklärt werden, wenn die Möglichkeit besteht, daß ein dort Beschäftigter pro Jahr eine Äquivalentdosis erhält von mehr als

(A) 0,15 rem
(B) 1,5 rem
(C) 5 rem
(D) 10 rem
(E) Jeder Bereich in unmittelbarer Nachbarschaft einer starken Strahlenquelle (z.B. Kernreaktor, Teilchenbeschleuniger) gilt als Kontrollbereich

34 LZ 3.3 GF.41 H.407 Typ A
\+ Die höchstzugelassene Dosis der Teilkörperbestrahlung für beruflich strahlenexponierte Personen beträgt 60 rem pro Jahr. - Für welches der folgenden Organe bzw. Gewebe gilt dieser Wert?

(A) Kopf
(B) Abdomen
(C) Schilddrüse
(D) Lunge
(E) Extremitäten (Hände, Unterarme, Füße)

35 LZ 3.3 GF.41 H.407 Typ A
\+ Welche Aussage trifft zu? - Die für Beschäftigte in Strahlenbetrieben festgelegte mittlere höchstzugelassene Jahresdosis (Ganzkörperbestrahlung mit kleiner Dosisleistung über lange Zeit) liegt bei

(A) 100 Rem
(B) 50 Rem
(C) 10 Rem
(D) 5 Rem
(E) 1 Rem

36 LZ 3.3 GF.41 H.407 Typ A
\+ Welche Aussage trifft zu? - Die maximale zugelassene Ganzkörper-Äquivalentdosis (Grenzdosis) für "beruflich strahlenexponierte Personen" beträgt

(A) 5 mrem/a
(B) 50 mrem/a
(C) 0,5 rem/a
(D) 5 rem/a
(E) 50 rem/a

37 LZ 4.1 GF.53 H.82 Typ A
Welche Aussage trifft zu? - Die Tomographie ist ein röntgenologisches Verfahren zur

(A) Volumenbestimmung von Hohlräumen, z.B. des Herzens
(B) Verringerung der Strahlenbelastung
(C) Kontrastanhebung
(D) Analyse von Bewegungsabläufen
(E) Abbildung einzelner Körperschichten

38 LZ 4.1 GF.66 H.82 Typ A

Wo vor allem wird die Schirmbildtechnik eingesetzt?

(A) in der Magen-Darm-Diagnostik
(B) bei Röntgenreihenuntersuchungen
(C) in der Neuroradiologie
(D) in der Angiographie
(E) bei der Lungendurchleuchtung

39 LZ 4.1 GF.68 H.201 Typ A

Nennen Sie die Standardmethode zur röntgenologischen Darstellung der retroperitonealen Lymphknoten:

(A) Intralymphatische Kontrastmittelinjektion am Fuß-rücken
(B) Subkutane Kontrastmittelinjektion am Fußrücken
(C) intramuskuläre Kontrastmittelinjektion am Fußrücken
(D) Katheterisierung eines Lymphgefäßes im Bereich der Kniekehle
(E) Lymphknotenpunktion inguinal

40 LZ 4.1 GF.71 H.151 Typ A

Wann ist eine Bariumgabe zur Untersuchung des Magen-Darmtraktes kontraindiziert?

(A) Verdacht auf Ulcus-Perforation
(B) Verdacht auf Magen-Carcinom
(C) Nüchternschmerz
(D) Verdacht auf Streßulcus
(E) Verdacht auf Gastritis

41 LZ 4.1 GF.58 H.183 Typ A

Was versteht man unter einer Splenoportographie?

(A) Kontrastdarstellung der Milz retrograd über die Vena portae
(B) Kontrastdarstellung der Milz über die Lebervene
(C) Kontrastdarstellung der Milzvene, der Vena portae und der Lebervenen durch Milzdirektpunktion
(D) Kontrastdarstellung der Milz und der abführenden Venen incl. der Vena portae mittels Sondierung der Arteria lienalis
(E) Kontrastdarstellung des Milz- und Leberkreislaufs mittels Übersichtsaortographie

42 LZ 4.1 GF.51 H.78 Typ A

Warum werden bei der Herstellung von Röntgenaufnahmen Verstärkungsfolien und Kassetten verwendet?

(A) um die Strahlendosis für den Patienten herabzu-setzen
(B) um die Zeichenschärfe zu verbessern
(C) um den Bildumfang zu vergrößern
(D) um den Abstand Patient - Filmebene zu vergrößern

(E) um die Wirkung des Streustrahlenrasters zu verstärken

43 LZ 4.2 GF.63 H.112 Typ A
\+ Welches ist das häufigste Röntgenzeichen intrapulmonaler Metastasen?

(A) Streifenschatten
(B) retikuläre Schatten
(C) Ringschatten
(D) flächige Schatten
(E) Rundschatten

44 LZ 4.2 GF.63 H.112 Typ A
\+ Welche Aussage trifft zu? - Die häufigste Verschattungsform intrapulmonaler Metastasen sind

(A) segmentförmige scharf begrenzte Verschattungen
(B) münzenförmige Verschattungen
(C) Streifenschatten
(D) Hilusverdichtungen
(E) pleuranahe Verschattungen

45 LZ 4.2 GF.62 H.117 Typ A
Klinisch besteht der Verdacht auf einen basalen Pleuraerguß (bisher keine Punktion). Welche Verschattungsform erwarten Sie am ehesten auf der Thoraxaufnahme im Stehen?

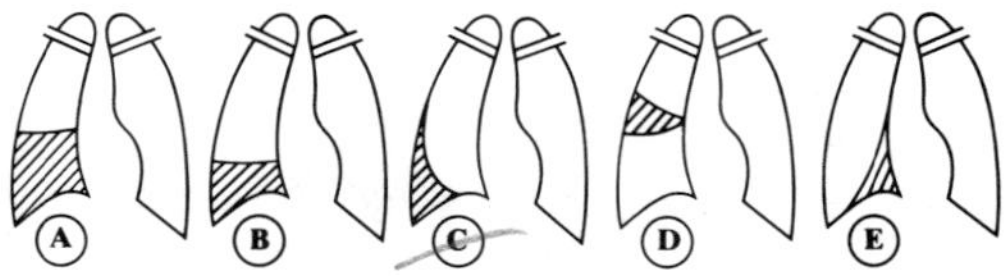

46 LZ 4.2 GF.69 H.176 Typ A
Nennen Sie die häufigste durch die Röntgenuntersuchung erkannte Gallenblasenaffektion:

(A) Hydrops der Gallenblase
(B) Gallensteine
(C) Gallenblasentumor
(D) Cholecystitis
(E) Sanduhrgallenblase

47 LZ 4.2 GF.70 H.179 Typ A
Das Pankreas ist auf Abdomen-Übersichtsaufnahmen normalerweise nicht sichtbar. Die Kontrastdarstellung eines der unten angeführten Nachbarorgane gibt röntgenologisch am häufigsten indirekte Hinweise für das Vorliegen eines Pankreaskopfcarcinoms. - Nennen Sie das entsprechende Nachbarorgan:

(A) Duodenum
(B) Magen
(C) Leber
(D) Niere
(E) Colon

48 LZ 4.2 GF.71 H.153 Typ A
\+ Welche Aussage trifft zu? - Das für ein frisches Ulcus ventriculi typische Röntgensymptom ist eine

(A) Nische
(B) beschleunigte Kontrastmittelpassage im Ulcusbereich
(C) Verkürzung der kleinen Curvatur
(D) Einziehung der Magenwand
(E) Unterbrechung der Schleimhautfalten

49 LZ 4.2 GF.65 H.205 Typ A
\+ Welche Skelettregion eignet sich im Röntgenbild am besten zur Beurteilung des Reifezustandes eines Kindes?

(A) Becken
(B) Schädel
(C) Hand
(D) Rippenthorax
(E) Wirbelsäule

50 LZ 4.2 GF.65 H.258 Typ A
\+ Welche Antwort trifft zu? - Welches ist das typische röntgenologische Zeichen des ausgeprägten Morbus Bechterew ?

(A) Wirbelknochensklerose
(B) intertrabeculäre Cystenbildungen
(C) Bambusstabwirbelsäule
(D) Lordosierung der BWS
(E) Blockwirbel

51 LZ 4.2 GF.53 H.111 Typ A
Die Thorax - p.a.-Aufnahme ergibt den Verdacht auf eine Kaverne im rechten Oberfeld. - Welche Röntgenuntersuchung ist als nächste indiziert?

(A) seitliche Aufnahme mit Ösophagus-Breischluck
(B) Bronchographie
(C) p.a.-Aufnahme in Seitenlage
(D) Tomographie
(E) Aufnahme in Exspiration

52 LZ 4.2 GF.64 H.187 Typ A
Welche Aussage trifft zu? - Die Abgrenzung der Nierenschatten im Röntgenbild ist

(A) normalerweise möglich wegen der umgebenden Fettkapsel
(B) nur bei Vorliegen einer Harnstauung möglich
(C) nur möglich, wenn schattengebende Konkremente vorhanden sind
(D) in der Regel wegen überlagernden Darminhalts nicht möglich
(E) nur nach i.v.-Gabe von Kontrastmittel möglich

53 LZ 4.2 GF.65 H.121 Typ A
\+ Welche Aussage trifft zu? - Die einfachste röntgenologische Untersuchungsmethode zur sicheren Feststellung einer Mitralklappenverkalkung ist die

(A) p.a.-Aufnahme
(B) Bandspeicheraufnahme
(C) Kymographie
(D) Cinematographie
(E) Durchleuchtung

54 LZ 4.2 GF.64 H.187 Typ A
Welche Antwort trifft zu? - Durch welche Röntgenuntersuchung wird eine Wanderniere bewiesen?

(A) a.p.-Aufnahme bei stehendem Patienten
(B) a.p.-Aufnahme in tiefer Inspiration und Exspiration
(C) a.p.-Aufnahme in Bauchlage und in Hohlkreuzstellung
(D) a.p.-Aufnahme bei stehendem und bei liegendem Patienten
(E) seitliche Aufnahme bei sitzendem und bei liegendem Patienten

55 LZ 4.2 GF.56 H.187 Typ A
Welche Antwort trifft zu? - Die Hauptindikation für ein Pneumoretroperitoneum ist

(A) Nierenbeckentumor
(B) Nierentumor
(C) Systemerkrankung
(D) Nebennierentumor
(E) Dickdarmkarzinom

56 LZ 4.2 GF.71 H.187 Typ A

Durch welche Röntgenuntersuchung wird die Zugehörigkeit intraabdomineller Verkalkungen zum Urogenitalsystem geklärt?

(A) Leeraufnahme a.p.
(B) rotierende Durchleuchtung des Patienten
(C) Angiographie
(D) Leeraufnahme seitlich
(E) Ausscheidungsurographie

57 LZ 4.2 GF.71 H.157 Typ A

\+ Durch welches der folgenden Symptome manifestiert sich das Magencarcinom vor allem im Röntgenbild?

(A) Wandstarre und Schleimhautfaltenabbrüche
(B) Nische der Magenwand
(C) Magenatonie
(D) Spiegelbildungen in Höhe des Carcinoms
(E) beschleunigte Kontrastmittelpassage

58 LZ 4.2 GF.61 H.121 Typ A

\+ Welche Röntgenuntersuchung wird bei Vorliegen eines angeborenen Herzfehlers im allgemeinen zuerst vorgenommen?

(A) Röntgenaufnahmen in 2 Standardprojektionen ohne Belastung
(B) Röntgendurchleuchtung mit Bildverstärker-Fernsehen
(C) Herzkatheterisierung mit Durchleuchtung
(D) Angiokardiographie
(E) Röntgenaufnahmen in 2 Standardprojektionen nach Belastung

59 LZ 4.2 GF.62 H.123 Typ A

In welcher Schattenrandpartie (A-E) erwarten Sie im linksfrontalen Seitenbild den Rand des linken Vorhofes?

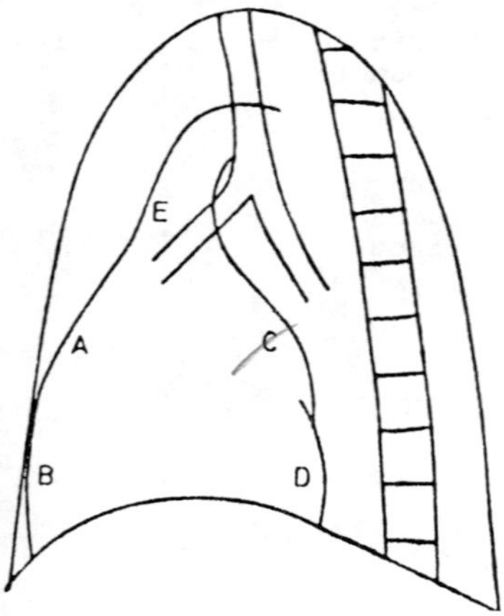

60 LZ 4.2 GF.63 H.127 Typ A

Eine Hypertonie im großen Kreislauf formt bei längerem Bestehen hoher Drucke den Herzschatten um. - Welche Herzschattenform erwarten Sie?

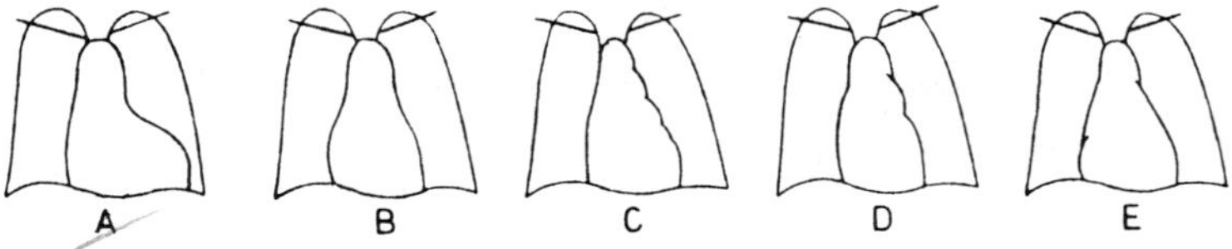

61 LZ 4.2 GF.62 H.103 Typ A

\+ Welchen Röntgenbefund erwarten Sie bei einer chronischen Lungenstauung?

(A) cystische Aufhellungsfiguren
(B) vergrößerte Hiluslymphknoten
(C) Atelektasen
(D) kalkdichte Hilusindurationen
(E) kleinfleckige siderofibrotische Herde

62 LZ 4.2 GF.63 H.128 Typ A

Für welches Vitium cordis ist diese Herzschattenform typisch?

(A) Tricuspidalvitium
(B) Mitralvitium
(C) Pulmonalklappenvitium
(D) Aortenklappenvitium
(E) Vorhof-Septumdefekt

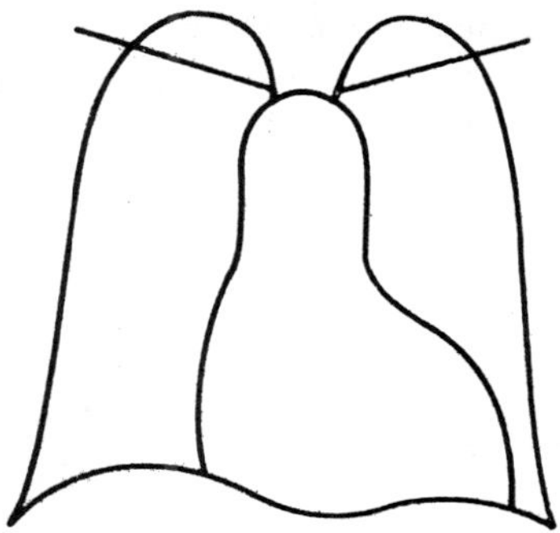

63 LZ 5.3 GF.84 H.367 Typ A

Welche Aussage trifft zu? - Mit dem Suppressionstest wird geprüft

(A) die Höhe des TSH-Spiegels im Serum
(B) die Höhe der peripheren Schilddrüsenhormonkonzentration
(C) das Vorliegen einer exogenen Jodkontamination
(D) die Intaktheit des Regelkreises (Schilddrüse-Hypophyse)
(E) keine der genannten Möglichkeiten

64 LZ 5.3 GF.85 H.370 Typ A
\+ Welche Aussage trifft zu? - Ein sogenannter warmer Knoten im Schilddrüsenszintigramm ist am ehesten ein Hinweis auf

(A) Schilddrüsenkarzinom
(B) Schilddrüsenabszeß
(C) kompensiertes autonomes Adenom
(D) Schilddrüsenzyste
(E) fokale Thyreoiditis

65 LZ 5.3 GF.84 H.367 Typ A
Welche Aussage trifft zu? - Beim Radiojodtest der Schilddrüse bestimmt man

(A) Form und Größe der Schilddrüse
(B) den absoluten Jodgehalt der Schilddrüse
(C) die thyreoidale Jod-131-Aufnahme in % der verabreichten Aktivität
(D) die Menge des von der Schilddrüse sezernierten Hormons
(E) Keine der Aussagen ist richtig.

66 LZ 5.2 GF.82 H.369 Typ A
Welche Aussage trifft zu? - Die derzeit genaueste Methode zur quantitativen Bestimmung der peripheren Schilddrüsenhormonkonzentration ist

(A) der radioimmunologische Nachweis von T_3 und T_4
(B) die Bestimmung der Aktivität des $PB^{131}J$
(C) die Bestimmung des $PB^{127}J$
(D) die Bestimmung der Bindungskapazität der Serumeiweiße für Schilddrüsenhormone
(E) die genaueste Methode ist nicht aufgeführt.

67 LZ 5.2 GF.82 H.368 Typ A
\+ Welche Aussage trifft zu? - Mit dem T_3-Test wird bestimmt

(A) die Höhe des freien, biologisch aktiven Trijodthyroninspiegels im Serum
(B) die sogenannte freie Bindungskapazität der Transportproteine für Schilddrüsenhormone
(C) die Konzentration des Gesamttrijodthyronins im Serum
(D) die Menge des T_3-Gehaltes in der Schilddrüse
(E) die periphere Abbaurate des T_3

68 LZ 5.2 GF.82 H.368 Typ A
\+ Welche Konzentration bestimmen Sie mit dem T_3-Test?

(A) die biologisch aktive Trijodthyroxinmenge im Blut
(B) freie Bindungskapazität der Transportproteine für T_3
(C) die T_3-Konzentration in der Schilddrüse
(D) die gesamte T_3-Konzentration im Serum
(E) die periphere Abbaurate von T_3

69 LZ 5.2 GF.83 H.373 Typ A

Welche Aussage trifft zu? - Die Verdünnungsanalyse wird in der klinischen Nuklearmedizin in erster Linie benutzt

(A) zum Nachweis inkorporierter Aktivität
(B) zum Nachweis von Perikardergüssen
(C) zur quantitativen Berechnung des Atemminutenvolumens mittels Radiospirometrie
(D) zur Bestimmung des renalen Plasmaflusses
(E) zur Bestimmung des Blutvolumens

70 LZ 5.1 GF.74 H.340 Typ A
\+ Welche der folgenden von Radionukliden emittierten Strahlenarten gibt die Möglichkeit, Art und Aktivität von in den Körper eines Menschen aufgenommenen radioaktiven Stoffen durch Messung im Ganzkörperzähler zu bestimmen?

(A) Betastrahlen
(B) Alphastrahlen
(C) Charakteristische Röntgenstrahlen
(D) Positronenstrahlen
(E) Gammastrahlen

71 LZ 5.3 GF.87 H.381 Typ A
\+ Welche Aussage trifft zu? - Das pharmakokinetische Prinzip der Lungenperfusionsszintigraphie besteht in

(A) der Phagozytose von radioaktiv markierten Kolloidpartikeln
(B) der Sequestration von hitzedenaturierten, radioaktiv markierten Erythrocyten
(C) einer Kapillarblockade
(D) dem heteroionischen Austausch von Radionukliden
(E) der passiven Radiopharmakokinetik

72 LZ 5.1 GF.85 H.385 Typ A

Welche Aussage trifft zu? - Das Radioisotopennephrogramm erlaubt

(A) die Feststellung einer renalen Parenchymreduktion
(B) die Feststellung einer quantitativen Einschränkung renaler Partialfunktionen
(C) einen qualitativen Seitenvergleich der Nierenfunktion (Sekretionsleistung)
(D) eine sowohl qualitative als auch semiquantitative Beurteilung der Nierendurchblutung
(E) die Bestimmung des Glomerulumfiltrats

73 LZ 2.4 GF.30 H.58 Typ A3
Welche Aussage trifft nicht zu? - Beim akuten Strahlensyndrom beobachtet man primär

(A) Übelkeit, Erbrechen
(B) verringerte Infektabwehr
(C) Diarrhoe
(D) Lymphopenie
(E) Herzinsuffizienz

74 LZ 2.5 GF.33 H.61 Typ A3
\+ Welche Aussage trifft nicht zu? - Einige Jahre nach einer Bestrahlung können Strahlenspätschäden auftreten. Strahlenbedingt gehäuftes Auftreten wurde nachgewiesen für:

(A) Leukämie
(B) Karzinom
(C) Katarakt (bei Bestrahlung des Auges)
(D) Diabetes mellitus
(E) sklerotische Ablagerungen in Gefäßen

75 LZ 1.1 GF.7,(23) H.301 Typ A3
Welche Aussage trifft nicht zu? - Korpuskularstrahlen für die Strahlentherapie werden erzeugt/entstehen

(A) in Kreisbeschleunigern
(B) in Linearbeschleunigern
(C) beim Zerfall von Radionukliden
(D) in Telecuriegeräten
(E) in Zyklotrons

76 LZ 4.2 GF.62 H.134 Typ A3
\+ Welche Aussage trifft nicht zu? - Der Aortenschatten im Röntgenbild zeigt im Alter charakteristische Veränderungen:

(A) Elongation
(B) Verschmälerung
(C) Verdichtung
(D) Verkalkung
(E) Ausladung des A. ascendens-Schattens nach rechts

77 LZ 4.2 GF.61 H.84 Typ A3
Welche Aufnahmeprojektion gehört nicht zu den Standardaufnahmen der Thoraxorgane?

(A) Aufnahmen im linken vorderen Schrägdurchmesser
(B) p.a. Strahlengang
(C) a.p. Strahlengang
(D) frontaler Strahlengang
(E) Aufnahmen im rechten vorderen Schrägdurchmesser

78 LZ 4.1 GF.56 H.151 Typ A3
\+ Welche Aussage trifft nicht zu? - In der Röntgendiagnostik werden folgende chemische Substanzen als Kontrastmittel verwendet:

(A) jodhaltige Verbindungen
(B) Luft
(C) Kohlendioxid (CO_2)
(D) Bariumhaltige Verbindungen
(E) Quecksilberhaltige Verbindungen

79 LZ 4.2 GF.72 H.187 Typ A3
\+ Welche Aussage trifft nicht zu? - Folgende Untersuchungsmethoden sind röntgendiagnostische Routinemethoden zur Untersuchung der Harnwege:

(A) i.v.-Injektions-Ausscheidungs-Urographie
(B) i.v.-Infusions-Ausscheidungs-Urographie
(C) perorale Ausscheidungs-Urographie
(D) Cystographie
(E) retrograde Urographie

80 LZ 4.2 GF.71 H.187 Typ A3
Welche Aussage trifft nicht zu? - Folgende Symptome bzw. der Verdacht auf folgende Erkrankungen stellen eine Indikation zur röntgenologischen Untersuchung der Harnwege dar:

(A) Bakteriurie
(B) Haematurie
(C) Glomerulonephritis
(D) Harnleiterkolik
(E) Hypertonie

81 LZ 4.2 GF.68 H.187 Typ A3
\+ Welche Aussage trifft nicht zu? - Die Nierenangiographie ist indiziert bei Verdacht auf

(A) Nierentumor
(B) Nierenkonkremente
(C) Schrumpfniere
(D) Nierencysten
(E) Nierentuberkulose

82 LZ 4.2 GF.63 H.111 Typ A3
Welche Aussage trifft nicht zu? - Für ein Bronchial-Carcinom sind folgende röntgenologische Zeichen typisch:

(A) Hochstand der Zwerchfellkuppe auf der erkrankten Seite
(B) Atelektase
(C) Pleuraerguß
(D) Mediastinalverlagerung zur gesunden Seite
(E) Bronchusstenose

83 LZ 4.2 GF.62 H.100 Typ A3
\+ Welche Aussage trifft nicht zu? - Charakteristisch für ein Lungenemphysem sind folgende Röntgensymptome:

(A) ein vergrößerter Tiefendurchmesser im seitlichen Thoraxbild
(B) vermehrte Lungenzeichnung in der Peripherie
(C) tiefstehende Zwerchfellkuppen
(D) verbreiterte Pulmonalarterienschatten im Hilus und in Hilusnähe
(E) Glockenform des Thorax im p.a.-Röntgenbild

84 LZ 4.2 GF.63 H.111 Typ A3
Was ist nicht typisches Zeichen bei Bronchial-Karzinom?

(A) Atelektase
(B) Bronchusstenose
(C) Zwerchfellhochstand auf der kranken Seite
(D) Mediastinalverdrängung zur gesunden Seite
(E) Pleuraerguß

85 LZ 4.1 GF.56 H.151 Typ A3
Welche Aussage trifft nicht zu? - Bariumsulfat kann als Kontrastmittel verwendet werden bei

(A) Darstellung von Ösophagusvarizen
(B) Verdacht auf Morbus Crohn
(C) Gastritis
(D) Darstellung von Colondivertikeln
(E) Verdacht auf Magenperforation

86 LZ 4.2 GF.62 H.103 Typ A3
\+ Welches der folgenden Röntgensymptome ist bei einer erstmals auftretenden akuten Lungenstauung auf der Thoraxaufnahme nicht zu erwarten?

(A) vergrößerter Herzschatten
(B) verwaschene Hili
(C) unscharfe, verbreiterte periphere Gefäße
(D) hämosiderotische Ablagerungen in der Lunge
(E) Pleuraerguß

87 LZ 5.3 GF.85 H.370 Typ A3
\+ Welche Aussage trifft nicht zu? - Ein sogenannter kalter Knoten im Schilddrüsenszintigramm weist hin auf

(A) Schilddrüsencyste
(B) intrathyreoidale Blutung
(C) Schilddrüsenabszeß
(D) autonomes Adenom
(E) Schilddrüsenkarzinom

88 LZ 5.3 GF.84 H.367 Typ A3

Welche Aussage trifft nicht zu? - Der klassische Radio-Jod-Zweiphasentest (sog. "Radiojodtest")

(A) dauert mehrere Tage
(B) wird in der Basisdiagnostik zunehmend durch in-vitro-Bestimmungen des Schilddrüsenhormons und Technetium-99m-Szintigraphie ersetzt
(C) ergibt als Charakteristikum bei einer Hyperthyreose einen beschleunigten Jod-131-Umsatz
(D) zeigt als Charakteristikum einer Hypothyreose eine normale J-131-Aufnahme bei vermindertem Jodumsatz
(E) erbringt eine relativ hohe Strahlenbelastung des kritischen Organes Schilddrüse

89 LZ 5.3 GF.88 H.382 Typ A3

Welche Aussage trifft nicht zu? - Der alveolo-vasculäre Reflex (Euler-Liljestrand)

(A) verhindert einen funktionellen Blutshunt
(B) ermöglicht den Nachweis einer Embolie mit der Ventilationsszintigraphie
(C) wird bei einer Bronchialobstruktion wirksam
(D) ermöglicht den Nachweis einer Bronchialobstruktion mit der Perfusionsszintigraphie
(E) sorgt für eine Umverteilung der Lungenperfusion

90 LZ 6.2 GF.94 H.301 Typ A3

Welche Aussage trifft nicht zu? - Die Vorteile der Telekobalttherapie gegenüber der konventionellen Röntgentherapie (Orthovolttherapie) sind

(A) verbesserter Strahlenschutz für das Personal
(B) höhere Tiefendosis
(C) geringere radiogene Nebenwirkungen
(D) Knochen- und Knorpelschonung
(E) Hautschonung durch Aufbaueffekt

LZ 4.2 GF.62,64 H.117,165 Typ B

Ordnen Sie den Diagnosen der Liste 1 die unten skizzierten Röntgenbilder (Liste 2) zu.

Liste 1

91 Chilaiditi-Syndrom (Interposition des Kolons zwischen Zwerchfell und Leber)

92 Pleuraerguß

Liste 2

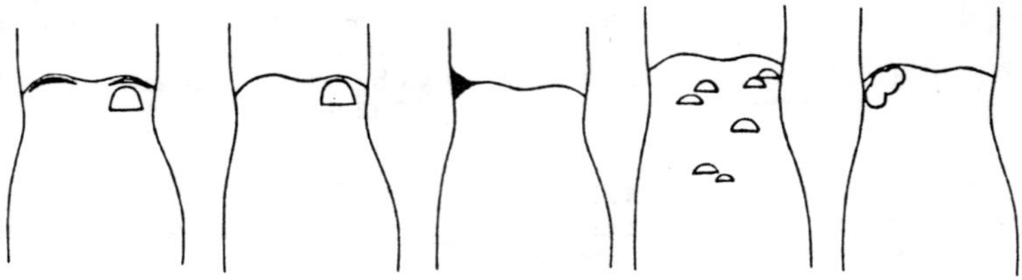

(A) (B) (C) (D) (E)

LZ 5.3 GF.87 H.381,390 Typ B

Ordnen Sie bitte den einzelnen Organszintigraphien (Liste 1) dasjenige physiologische Prinzip (Liste 2) zu, auf dem die Organdarstellung beruht.

Liste 1

93 Scannerszintigraphie der Leber mit Radiokolloiden

94 Scanner- oder Kamerazintigraphie der Lungen

Liste 2

(A) aktiver Transport
(B) heteroionischer Austausch
(C) Mikroembolisation
(D) Retention schwer diffusibler Radiopharmaka
(E) aktive Phagozytose

95 LZ - GF.30 H.57 Typ C

\+ Nach einer Bestrahlung der Hoden mit einer Dosis von ungefähr 200 rd Gammastrahlen tritt eine vorübergehende Sterilität ein,

weil

nach dieser Bestrahlung vorwiegend unreife Spermien gebildet werden.

Antwort	Aussage 1	Aussage 2	Verknüpfung
A	richtig	richtig	richtig
B	richtig	richtig	falsch
C	richtig	falsch	–
D	falsch	richtig	–
E	falsch	falsch	–

Antwort	Aussage 1	Aussage 2	Verknüpfung
A	richtig	richtig	richtig
B	richtig	richtig	falsch
C	richtig	falsch	–
D	falsch	richtig	–
E	falsch	falsch	–

96 LZ 2.5 GF.33 H.320 Typ C

Bei Röntgenbestrahlungen im Gesicht ist nach Möglichkeit ein Schutz des Auges vorzusehen,

weil

nach Bestrahlung mit einer gewissen Latenzzeit eine Linsentrübung auftreten kann.

97 LZ 2.1 GF.27 H.26 Typ C

Die Wirkung locker ionisierender Strahlen auf das Überleben von Säugerzellen ist bei gleicher Energiedosis im allgemeinen unabhängig von der Fraktionierung der Strahlendosis,

weil

es keine intrazelluläre Erholung in den bestrahlungsfreien Intervallen gibt.

98 LZ 2.2 GF.28 H.33 Typ C

Hypoxische Zellen sind gegen locker ionisierende Strahlen resistenter als euoxische Zellen,

weil

Sauerstoff die Wirkung locker ionisierender Strahlen auf Säugetierzellen steigert.

99 LZ 2.4 GF.31 H.54 Typ C

Nach Einzeitbestrahlung des Dünndarms mit einer Dosis von mehr als 1000 rd treten Resorptionsstörungen auf,

weil

die Neubildung der Zottenepithelzellen durch die Bestrahlung gestört ist.

100 LZ 2.4 GF.31 H.52 Typ C

\+ Einige Tage nach einer Ganzkörperbestrahlung mit einer Dosis von ungefähr 400 rd γ-Strahlen tritt eine Thrombopenie ein,

weil

insbesondere die Thrombozyten nach dieser Bestrahlung vermehrt zerfallen.

Antwort	Aussage 1	Aussage 2	Verknüpfung
A	richtig	richtig	richtig
B	richtig	richtig	falsch
C	richtig	falsch	–
D	falsch	richtig	–
E	falsch	falsch	–

101 LZ 2.2 GF.27 H.46 Typ C

Nach Bestrahlung proliferierender Säugerzellen mit einer Dosis von ungefähr 400 rd γ-Strahlen ist die S-Phase des Zellzyklus verkürzt,

weil

nach Bestrahlung proliferierender Säugerzellen mit einer Dosis von ungefähr 400 rd γ-Strahlen die DNA-Syntheserate erniedrigt ist.

102 LZ 4.2 GF.62 H.124 Typ C

Bei liegenden Patienten erscheint das Herz nach links verbreitert,

weil

im Liegen das nachstehende Zwerchfell das Herz breit drückt.

103 LZ 4.2 GF.62 H.124 Typ C

Der Herzschatten ist beim liegenden Menschen im Vergleich zum stehenden Menschen unverändert,

weil

die Haemodynamik beim stehenden und liegenden Menschen in Ruhe gleich ist.

104 LZ 4.2 GF.62 H.124 Typ C

Der Herzschatten ist beim liegenden Menschen im Vergleich zum stehenden Menschen verschmälert,

weil

das Herz beim liegenden Menschen weniger beansprucht wird als beim stehenden Menschen.

105 LZ 1.3 GF.20 H.22 Typ D

Welche der folgenden für die Strahlenbelastung wichtigen Faktoren schließt das Flächendosisprodukt ein?

(1) Einfallsdosisleistung
(2) Größe des Eintrittsfeldes
(3) Durchleuchtungszeit
(4) Dosisverteilung im durchstrahlten Körperbereich

(A) nur 1 und 2 sind richtig
(B) nur 2 und 4 sind richtig
(C) nur 1, 2 und 3 sind richtig
(D) nur 1, 3 und 4 sind richtig
(E) 1 - 4 = alle sind richtig

106 LZ 2.2 GF.27 H.47 Typ D
\+ Nach der Bestrahlung von proliferierenden Säugerzellen kommt es zu folgenden Veränderungen im Zellzyklus (γ-Strahlen; Dosis: 200 rd):

(1) zu einem G_2-Block
(2) zu einer Verlängerung der S-Phase
(3) zu einer Verkürzung der S-Phase

(A) nur 1 ist richtig
(B) nur 2 ist richtig
(C) nur 3 ist richtig
(D) nur 1 und 2 sind richtig
(E) nur 1 und 3 sind richtig

107 LZ 3.3 GF.41 H.406 Typ D
\+ Die höchstzugelassene Strahlendosis von 5 rem pro Jahr für Ganzkörperbestrahlung gilt für

(1) beruflich strahlenexponierte Personen in medizinischen Einrichtungen
(2) Patienten
(3) beruflich strahlenexponierte Personen in Kernkraftwerken

(A) nur 1 ist richtig
(B) nur 3 ist richtig
(C) nur 1 und 2 sind richtig
(D) nur 1 und 3 sind richtig
(E) 1 - 3 = alle sind richtig

108 LZ 3.3 GF.42 H.410 Typ D
Welche der folgenden Vorschriften, die den Strahlenschutz des Patienten betreffen, ist/sind als verbindlich in der Röntgenverordnung enthalten?

(1) Bei bestehender Schwangerschaft sind in jedem Falle eine Röntgenuntersuchung und eine Röntgenbehandlung zu unterlassen.
(2) Soweit nicht eine Einrichtung zur elektronischen Bildverstärkung benutzt wird, darf eine Röntgendurchleuchtung erst nach ausreichender Dunkelanpassung des Untersuchers vorgenommen werden.
(3) Die Anwendung von Röntgenstrahlen hat so zu erfolgen, daß die Strahlenbelastung der zu untersuchenden oder zu behandelnden Person so gering wie möglich gehalten wird.

(A) nur 1 ist richtig
(B) nur 1 und 2 sind richtig
(C) nur 1 und 3 sind richtig
(D) nur 2 und 3 sind richtig
(E) 1 - 3 = alle sind richtig

109 LZ 3.1 GF.37 H.408 Typ D
Die "natürliche Strahlenexposition" des Menschen wird verursacht durch

(1) kosmische Strahlung
(2) terrestrische Strahlung
(3) Strahlung aus natürlich im Menschen vorhandenen radioaktiven Stoffen

(A) nur 1 ist richtig
(B) nur 3 ist richtig
(C) nur 1 und 2 sind richtig
(D) nur 1 und 3 sind richtig
(E) 1 - 3 = alle sind richtig

110 LZ 3.2 GF.74 H.412 Typ D
\+ Die Strahlenbelastung durch ein inkorporiertes Radionuklid ist abhängig von

(1) der physikalischen Halbwertzeit
(2) dem Metabolismus der Radionuklide
(3) der Aufnahme und Verweildauer in den Organen

(A) nur 1 ist richtig
(B) nur 2 ist richtig
(C) nur 3 ist richtig
(D) nur 1 und 2 sind richtig
(E) 1 - 3 = alle sind richtig

111 LZ 3.2 GF.74 H.412 Typ D
\+ Die durch ein inkorporiertes Radionuklid applizierte Strahlendosis (Strahlenexposition "von innen") ist abhängig von der

(1) physikalischen Halbwertzeit
(2) biologisch bedingten Verweilzeit im Körper ("biologische Halbwertzeit")
(3) Art und Energie der emittierten Strahlung
(4) Konzentration des Radionuklids im Gewebe

(A) nur 2 ist richtig
(B) nur 1 und 3 sind richtig
(C) nur 2 und 4 sind richtig
(D) nur 1, 2 und 3 sind richtig
(E) 1 - 4 = alle sind richtig

112 LZ 3.2 GF.41 H.412 Typ D
Beim Umgang mit offenen radioaktiven Stoffen bestehen folgende Gefährdungsmöglichkeiten:

(1) Strahlenbelastung "von außen" durch Gammastrahlen oder/und Betastrahlen
(2) Strahlenbelastung "von innen" nach Aufnahme von radioaktivem Stoff in den Körper (Inkorporation)
(3) chemisch-toxische Wirkung nach Aufnahme von radioaktivem Stoff in den Körper (Inkorporation)

(A) nur 1 ist richtig
(B) nur 1 und 2 sind richtig
(C) nur 1 und 3 sind richtig
(D) nur 2 und 3 sind richtig
(E) 1 - 3 = alle sind richtig

113 LZ 4.1 GF.49 H.81 Typ D

Aus den Gesetzen der Zentralprojektion ergibt sich, daß die Unschärfe und die Abweichung von der wahren Objektgröße im Röntgenbild um so geringer sind, je

(1) kleiner der Fokus-Objekt-Abstand ist
(2) größer der Fokus-Objekt-Abstand ist
(3) kleiner der Objekt-Film-Abstand ist
(4) größer der Objekt-Film-Abstand ist
(5) kleiner der Fokus-Film-Abstand ist

(A) nur 1 und 3 sind richtig
(B) nur 2 und 3 sind richtig
(C) nur 2 und 4 sind richtig
(D) nur 2 und 5 sind richtig
(E) nur 3 und 5 sind richtig

114 LZ 4.2 GF.64 H.170,187 Typ D

\+ Welche Organschatten lassen sich in der Regel auf Abdomenübersichtsaufnahmen abgrenzen?

(1) Gallenblase
(2) Leber
(3) Pankreas
(4) Milz
(5) Nieren

(A) nur 2 und 3 sind richtig
(B) nur 2, 3 und 5 sind richtig
(C) nur 2, 4 und 5 sind richtig
(D) nur 1, 2, 3 und 4 sind richtig
(E) 1 - 5 = alle sind richtig

115 LZ 4.1 GF.55 H.291 Typ D

Eine Mammographie ist indiziert bei

(1) blutender Mamma
(2) sezernierender Mamma
(3) tastbarem Knoten in der Mamma
(4) tastbarem Knoten in der Axilla

(A) nur 3 ist richtig
(B) nur 1 und 4 sind richtig
(C) nur 2 und 4 sind richtig
(D) nur 3 und 4 sind richtig
(E) 1 - 4 = alle sind richtig

116 LZ 4.2 GF.62 H.98 Typ D

Röntgenologische Zeichen eines vermehrten Luftgehaltes der Lunge sind

(1) tiefstehende Zwerchfellkuppen
(2) Zunahme des Tiefendurchmessers des Thorax
(3) vermehrte Lungengefäßzeichnung
(4) verminderte Lungengefäßzeichnung

(A) nur 4 ist richtig
(B) nur 1 und 2 sind richtig
(C) nur 2 und 3 sind richtig
(D) nur 1, 2 und 3 sind richtig
(E) nur 1, 2 und 4 sind richtig

117 LZ 4.2 GF.64 H.187 Typ D

Die Psoasrandschatten sind normalerweise auf der Abdomen-Übersichtsaufnahme abgrenzbar. Ihre fehlende Abgrenzbarkeit ist ein Hinweis für:

(1) Paraaortale Lymphknotenvergrößerungen
(2) Primäre retroperitoneale Tumoren
(3) Nierentumoren
(4) Harnleiterkonkremente

(A) nur 3 ist richtig
(B) nur 1 und 2 sind richtig
(C) nur 2 und 4 sind richtig
(D) nur 1, 2 und 3 sind richtig
(E) 1 - 4 = alle sind richtig

118 LZ 4.2 GF.62 H.118 Typ D

Klinisch besteht der Verdacht auf einen frischen Spontanpneumothorax.- Welchen Röntgenbefund erwarten Sie?

(1) Luftsaum ohne Lungenstruktur in Thoraxwandnähe
(2) Verlagerung des Herzschattens zur kontralateralen Seite
(3) Verlagerung des Herzschattens zur homolateralen Seite
(4) Tiefstand des Zwerchfells auf der homolateralen Seite
(5) Kompressionsatelektase der Lunge

(A) nur 1 ist richtig
(B) nur 3 und 4 sind richtig
(C) nur 1, 2 und 5 sind richtig
(D) nur 1, 3 und 5 sind richtig
(E) nur 1, 2, 4 und 5 sind richtig

119 LZ 4.2 GF.61 H.122 Typ D

Welche Standard-Projektionen dienen zur Feststellung einer Vergrößerung des linken Vorhofes?

(1) p.a.-Aufnahme
(2) linkes Seitenbild mit Oesophagogramm
(3) rechtes Seitenbild mit Oesophagogramm
(4) linkes vorderes Schrägbild mit Oesophagogramm
(5) rechtes vorderes Schrägbild mit Oesophagogramm

(A) nur 1 und 3 sind richtig
(B) nur 4 und 5 sind richtig
(C) nur 1, 2 und 5 sind richtig
(D) nur 1, 3 und 4 sind richtig
(E) nur 1, 3 und 5 sind richtig

120 LZ 4.2 GF.62 H.122 Typ D
\+ Im p.a.-Röntgenbild wird die rechte Kontur des Herzschattens im wesentlichen gebildet durch

(1) die Vena cava inferior
(2) den rechten Vorhof
(3) den rechten Ventrikel
(4) den linken Ventrikel
(5) den linken Vorhof

(A) nur 2 ist richtig
(B) nur 3 ist richtig
(C) nur 1 und 2 sind richtig
(D) nur 1, 2 und 3 sind richtig
(E) nur 2, 3, 4 und 5 sind richtig

121 LZ 4.2 GF.62 H.122 Typ D
\+ Im p.a. Röntgenbild wird die linke Kontur des Herz-Gefäßbandes gebildet durch

(1) die Aorta
(2) den rechten Vorhof
(3) die Arteria pulmonalis
(4) den linken Ventrikel
(5) den linken Vorhof

(A) nur 1 und 4 sind richtig
(B) nur 3, 4 und 5 sind richtig
(C) nur 1, 2, 4 und 5 sind richtig
(D) nur 1, 3, 4 und 5 sind richtig
(E) 1 - 5 = alle sind richtig

122 LZ 4.2 GF.64 H.151 Typ D

Die Abdomen-Übersichts-Aufnahme wird beim sogenannten "akuten Abdomen" wenn möglich bei stehendem Patienten angefertigt zur Erkennung

(1) von Spiegelbildungen im Darm als Ausdruck einer Darmatonie
(2) von Gallensteinen im luftgeblähten Darm (Gallensteinileus)
(3) von subphrenischen Luftansammlungen
(4) einer Magenatonie
(5) einer perforierten Pankreascyste

(A) nur 1 ist richtig
(B) nur 1 und 3 sind richtig
(C) nur 2 und 4 sind richtig
(D) nur 1, 2 und 5 sind richtig
(E) 1 - 5 = alle sind richtig

123 LZ 4.2 GF.63 H.111 Typ D

Was sind typische Zeichen bei Bronchial-Karzinom?

(1) Atelektase
(2) Bronchusstenose
(3) Zwerchfellhochstand auf der kranken Seite
(4) Mediastinalverdrängung zur gesunden Seite
(5) Pleuraerguß

(A) 1 und 2 sind richtig
(B) 2, 3 und 5 sind richtig
(C) 4 und 5 sind richtig
(D) 1, 2, 3 und 5 sind richtig
(E) alle sind richtig

124 LZ 4.2 GF.62 H.134 Typ D

\+ Welche Veränderungen der Aorta im Alter sind im Röntgenbild sichtbar?

(1) Elongation
(2) Verschmälerung
(3) Verdickung
(4) Verkalkung

(A) nur 1 und 4 sind richtig
(B) nur 2, 3 und 4 sind richtig
(C) nur 1, 3 und 4 sind richtig
(D) nur 1, 2 und 3 sind richtig
(E) alle sind richtig

125 LZ 4.2 GF.72 H.191 Typ D

Eine Pyelonephritis ist

(1) im Ausscheidungsurogramm u.a. an einer Verplumpung von Kelchen zu erkennen
(2) im akuten Zustand röntgenologisch schwer zu diagnostizieren

(3) eine vordingliche Indikation für eine retrograde Pyelographie
(4) nur angiographisch sicher erfaßbar

(A) nur 1 ist richtig
(B) nur 3 ist richtig
(C) nur 4 ist richtig
(D) nur 1 und 2 sind richtig
(E) nur 2 und 3 sind richtig

126 LZ 4.2 GF.61 H.85 Typ D
Welche der folgenden Strukturen sind am Aufbau der normalen peripheren Lungenzeichnung im Röntgenbild beteiligt?

(1) Lungenarterien
(2) Lungenvenen
(3) Bronchien
(4) Interstitium

(A) nur 3 ist richtig
(B) nur 1 und 2 sind richtig
(C) nur 1, 2 und 3 sind richtig
(D) nur 1, 3 und 4 sind richtig
(E) 1 - 4 = alle sind richtig

127 LZ 4.1 GF.71 H.151 Typ D
\+ Nennen Sie die Kontraindikation(en) für perorale Kontrastmitteluntersuchungen des Magen-Darm-Traktes mit Bariumsulfat-haltigen Kontrastmitteln:

(1) Verdacht auf Pankreaskopf-Karzinom
(2) Subileus
(3) Verdacht auf Perforation im Magen-Darm-Kanal
(4) Kontrastmittelallergie
(5) Verdacht auf ösophago-tracheale-Fistel

(A) nur 1 und 3 sind richtig
(B) nur 3 und 4 sind richtig
(C) nur 2, 3 und 5 sind richtig
(D) nur 2, 3, 4 und 5 sind richtig
(E) 1 - 5 = alle sind richtig

LZ GF.64 H. Typ D
128 Welche(s) typische(n) Röntgensymptom(e) erwarten Sie beim Ileus?

(1) Spiegelbildungen
(2) subphrenische Luftsicheln
(3) verminderter Gasgehalt der Darmschlingen
(4) tiefstehende Zwerchfellkuppen
(5) fehlende Abgrenzbarkeit der Psoasschatten

(A) nur 1 ist richtig
(B) nur 2 ist richtig
(C) nur 1, 2 und 3 sind richtig
(D) nur 1, 3 und 4 sind richtig
(E) nur 1, 2 und 5 sind richtig

129 LZ 4.2 GF.69 H.261 Typ D

Mittels positiver Myelographie lassen sich nachweisen

(1) Bandscheibenvorfälle
(2) Rückenmarkstumoren
(3) spinale Angiome
(4) ein Verschluß der A. spinalis anterior

(A) nur 1 ist richtig
(B) nur 2 und 3 sind richtig
(C) nur 1, 2 und 3 sind richtig
(D) nur 2, 3 und 4 sind richtig
(E) 1 - 4 = alle sind richtig

130 LZ 4.2 GF.62 H.100 Typ D

\+ Welche der folgenden röntgenologischen Symptome charakterisieren ein generalisiertes Lungenemphysem?

(1) flache Zwerchfellkuppen
(2) eingeschränkte Zwerchfellbeweglichkeit
(3) rarefizierte Gefäßzeichnung in peripheren Lungenabschnitten
(4) vermehrte Strahlendurchlässigkeit der Lungen
(5) Faßthorax

(A) nur 1 und 2 sind richtig
(B) nur 1, 2 und 5 sind richtig
(C) nur 1, 3 und 4 sind richtig
(D) nur 2, 3 und 5 sind richtig
(E) 1 - 5 = alle sind richtig

131 LZ 4.2 GF.69 H.261 Typ D

Die Diagnose eines dorsalen lumbalen Bandscheibenvorfalles läßt sich röntgenologisch <u>sichern</u> durch folgende Untersuchung(en):

(1) LWS-Übersichtsaufnahmen im Stehen
(2) LWS-Übersichtsaufnahmen im Liegen
(3) Schichtaufnahmen der LWS
(4) Schrägaufnahmen der LWS
(5) lumbale Myelographie

(A) nur 5 ist richtig
(B) nur 1 und 2 sind richtig
(C) nur 1 und 3 sind richtig
(D) nur 1 und 4 sind richtig
(E) nur 2 und 3 sind richtig

132 LZ 5.3 GF.84 H.367 Typ D

Fehlende Radiojodspeicherung der Schilddrüse im Radiojodtest kann bedingt sein durch

(1) Hypothyreose
(2) Zustand nach kompletter Radioelimination des funktionstüchtigen Schilddrüsenparenchyms durch Radiojodtherapie

(3) Zustand nach vorausgegangener Untersuchung mit jodhaltigem Röntgenkontrastmittel
(4) Zustand bei oder nach Behandlung mit jodhaltigen Medikamenten

(A) nur 1 ist richtig
(B) nur 2 ist richtig
(C) nur 1 und 2 sind richtig
(D) nur 2, 3 und 4 sind richtig
(E) 1 - 4 = alle sind richtig

133 LZ 5.3 GF.87 H.391 Typ D
\+ Die übliche Leber-Szintigraphie mit ^{99m}Tc-Schwefelkolloid

(1) wird zum Nachweis oder Ausschluß von Parenchymdefekten durchgeführt
(2) zeigt bei einer ausgeprägten Zirrhose vermehrte Aktivitätsablagerung in Milz und Knochenmark
(3) zeigt im allgemeinen auch Metastasen mit einem Durchmessern von 0,5 cm an
(4) beruht auf der guten Speicherfähigkeit der Leberparenchymzelle für das Kolloid

(A) nur 1 ist richtig
(B) nur 1 und 2 sind richtig
(C) nur 3 und 4 sind richtig
(D) nur 2, 3 und 4 sind richtig
(E) 1 - 4 = alle sind richtig

134 LZ 5.1 GF.90 H.353,388 Typ D
\+ Der Ganzkörperzähler wird eingesetzt zu

(1) Strahlenschutzmessungen bei Verdacht auf Inkorporation von Radionukliden
(2) Clearanceuntersuchungen
(3) bildlicher Darstellung von inkorporierter Aktivität
(4) radioimmunologischem Substanznachweis
(5) Messung des Herzminutenvolumens

(A) nur 3 ist richtig
(B) nur 1 und 2 sind richtig
(C) nur 1 und 4 sind richtig
(D) nur 3, 4 und 5 sind richtig
(E) 1 - 5 = alle sind richtig

134

135 LZ 5.3 GF.84 H.367 Typ D

Welches Jodisotop wird von der Schilddrüse am schnellsten aufgenommen, wenn geringe Mengen verabreicht werden?

(1) radioaktives ^{125}J-Isotop
(2) stabiles ^{127}J-Isotop
(3) radioaktives ^{131}J-Isotop

(A) nur 1 ist richtig
(B) nur 2 ist richtig
(C) nur 3 ist richtig
(D) nur 1 und 3 sind richtig
(E) Es gibt keine unterschiedliche Aufnahme.

ANTWORTSCHEMA

1	24	47	70	93	116
2	25	48	71	94	117
3	26	49	72	95	118
4	27	50	73	96	119
5	28	51	74	97	120
6	29	52	75	98	121
7	30	53	76	99	122
8	31	54	77	100	123
9	32	55	78	101	124
10	33	56	79	102	125
11	34	57	80	103	126
12	35	58	81	104	127
13	36	59	82	105	128
14	37	60	83	106	129
15	38	61	84	107	130
16	39	62	85	108	131
17	40	63	86	109	132
18	41	64	87	110	133
19	42	65	88	111	134
20	43	66	89	112	135
21	44	67	90	113	
22	45	68	91	114	
23	46	69	92	115	

RICHTIGE ANTWORTEN UND KOMMENTARE ZU DEN FRAGEN

1 Lösung E
Nur die beim radioaktiven Zerfall vom Kern ausgestoßenen Elektronen nennt man Betastrahlung (E). (A) bezeichnet Sekundär- bzw. Streuelektronen. Die in (B) angesprochene Strahlung heißt "Deltastrahlung".

2 Lösung C
Der Aktivitätsabfall folgt dem exponentiellen Zeitgesetz mit der Halbwertszeit $t_{1/2}$ = 12 Stunden. Nach 10 Halbwertszeiten, entsprechend 120 Stunden, ist die Aktivität auf ca. 1/1000 der Anfangsaktivität gefallen, d.h. von 1 mCi auf 1 µCi. Genau betrachtet ist die Aktivität auf $1/2^{10}$ = 1/1024 gesunken (C).

3 Lösung C
Die Anodenspannung in der Röntgendiagnostik liegen im Bereich von 60 - 150 kV (C). Weiche Strahlung um 30 kV nur für spezielle Indikationen wie Mammographie (B). Harte Strahlung über 150 kV Röhrenspannung wird nur in der Strahlentherapie benutzt (D).

4 Lösung B
Dem β^--Zerfall liegt die Umwandlung eines Neutrons in ein Proton zugrunde. Damit entsteht ein Isotop mit einer um eine Einheit größeren Protonenzahl = Ordnungszahl (B). (E) trifft auf den α-Zerfall zu, (D) auf die Emission eines Positrons.

5 Lösung D
Beim Co-60 Zerfall werden zwei Gammalinien der Energien 1,17 MeV und 1,33 MeV emittiert (D). (C) gibt den Bereich der Gammaenergie von Cs-137 an (0,66 MeV).

6 Lösung D
Als Betastrahlung bezeichnet man die von Radionukliden emittierten hochenergetischen Elektronen (D). (A) bezeichnet man als Gammastrahlung, mit (B) kann z.B. die Alphastrahlung gemeint sein.

7 Lösung C
Mit der Kymographie werden Schattenrandbewegungen, z.B. des Hersns, festgestellt. Mit (E) ist die Tomographie gemeint.

8 Lösung D
(D) beschreibt den Comptoneffekt, (A) die kohärente (klassische) Streuung. Mit (B) wird der Photoeffekt und mit (E) die Paarbildung angesprochen. In (C) wird die Fluoreszenz beschrieben.

9 Lösung D
α-Strahlen zeigen durch ihre Größe und Ladung die stärkste Wechselwirkung mit Materie und haben damit die geringste Reichweite in Materie (D). Für γ-Strahlen kann man nur eine Halbwertsschichtdicke angeben (E).

10 Lösung B
Ein Rem ist die, nach dem neuen SI-System allerdings nicht mehr zulässige, Einheit der Äquivalentdosis (B). Ein Coulomb/Kilogramm ist die SI-Einheit der Ionendosis (D), ein Rad ist die alte Einheit der Energiedosis (A) und ein Röntgen die alte Einheit der Ionendosis (C).

11 Lösung C
Ein Röntgen ist die alte Einheit der Ionendosis (SI-Einheit C/kg) und ist durch die bei der Ionisation von Luft erzeugte elektrische Ladung definiert (C). (A,B) bezeichnen allgemeine Wirkungen energiereicher Strahlung. Die Erzeugung eines Hauterythems ist eine unerwünschte Nebenwirkung bei der Strahlentherapie (E).

12 Lösung D
Dier RBW-Faktor bringt die Abhängigkeit der biologischen Strahlenwirkung von der Art und der Energie der Strahlung zum Ausdruck (D).

13 Lösung C
(C) ist die Definition der Personendosis, (A) diejenige der Ortsdosis. (B) ist wichtig für die Einhaltung der zulässigen Energiedosen beim Strahlenschutz.

14 Lösung C
Der Bewertungs(RBW)faktor q der angegebenen schweren Partikelstrahlung beträgt etwa 10 (C). (D) gilt für γ- und Röntgenstrahlung, (A,B,E) sind nicht sinnvoll.

15 Lösung C
Die Äquivalentdosis in rem berechnet sich aus der Energiedosis in rad (1) durch Multiplikation mit dem Bewertungsfaktor q für die betreffende Strahlung (3).

16 Lösung C
UV- und IR-Strahlung (3,4) sind im Gegensatz zu den Strahlungen (1) und (2) nicht energiereich genug, um Gase zu ionisieren oder einen Lichtblitz im Szintillationszähler auszulösen.

17 Lösung A
(A) wird als Streustrahlung bei der Anwendung von Röntgenstrahlung bezeichnet. Die Streustrahlung kann zum Teil auch im Nutzstrahlenbündel liegen (D). Die durch Wechselwirkungsprozesse entstandene Sekundärelektronenstrahlung wird nicht als Streustrahlung bezeichnet (keine primäre Photonenstrahlung) (C).

18 Lösung D
Mutationen treten bei jeder Strahlenexposition auf (A,B). Bei maximal 5 rem pro Generation kann man mit dem Zutreffen der Aussage (D) rechnen.

19 Lösung D
Eine Verdoppelung der spontanen Mutationsrate ist bei Strahlenexpositionen zwischen 30 und 80 rd pro Generation zu erwarten (D). Auf 5 rd hat man die genetisch signifikante Dosis festgelegt (C), siehe Aufgabe 18.

20 Lösung B
Während der ersten Woche erfolgt vorwiegend eine Abtötung des Embryos (A). (B) gibt den Zeitraum an, in dem hauptsächlich Entwicklungsstörungen, auch des Skeletts, auftreten (B). In späteren Schwangerschaftsstadien ist vorwiegend die Induktion maligner Erkrankungen zu befürchten (C,D).

21 Lösung D
Die Zahl der Lymphozyten im peripheren Blut fällt am schnellsten ab (D), Granulozyten und Thrombozyten sinken erst später ab (C,E). Erythrozyten werden wenig beeinflußt (B). Reticulozyten sind nach anfänglicher Depression vermehrt vorhanden (A).

22 Lösung A
Die Spermatogonien (A) sind bei weitem am strahlenempfindlichsten.

23 Lösung A
In den Bestrahlungspausen laufen Erholungsvorgänge ab (A). Die absorbierte Strahlenenergie ist die gleiche wie bei Einzeitbestrahlung (B). (C) und (D) spielen keine Rolle.

24 Lösung C
Die Synthese der DNA ist strahlenempfindlicher als die Synthese der anderen angegebenen Makromoleküle (C).

25 Lösung B
Nach der Regel von Bergonié und Tribondeau sind Säugetierzellen um so strahlenempfindlicher, je größer ihre Proliferationsrate (B) und je geringer ihr Differenzierungsgrad ist (A,C).

26 Lösung D
Die Schädigung beim akuten Strahlensyndrom betrifft hauptsächlich das Knochenmark (D). Der Tod durch primär zentralnervöse Störungen tritt erst nach extrem hohen Dosen auf (B).

27 Lösung C
Die LD 50/30 bei kurzzeitiger Ganzkörperbestrahlung liegt bei ca. 400 rd (C).

28 Lösung D
Die α-Strahlung des Radiums wird im Körper der Patienten absorbiert. Für das Personal muß noch ein Schutz gegen die beim Radium-Zerfall auftretende harte γ-Strahlung vorgesehen werden. Dieser ist am besten durch dicke Bleiwände gewährleistet (D). Holz schwächt die Strahlung zu wenig (C).

29 Lösung C
Die Dosisleistung fällt mit dem Quadrat des Abstandes von der Strahlungsquelle, bei Verdopplung des Abstandes also auf ein Viertel (C).

30 Lösung B
Die zivilisatorische Strahlenbelastung von ca. 60 mrem wird fast ausschließlich (50 mrem) durch röntgendiagnostische Maßnahmen verursacht (B). Nuklearmedizinische Maßnahmen (A) mit 0,5 mrem, strahlentherapeutische Maßnahmen (C) mit 0,5 mrem und technische Anwendungen einschließlich Kernkraftwerke (D) mit 3 mrem nehmen sich dagegen gering aus.

31 Lösung D
Zur Begründung siehe Aufgabe 30.

32 Lösung C
Bei einer möglichen Überschreitung der Ganzkörperexposition von 1,5 rem pro Jahr unter den angegebenen Bedingungen ist der Bereich als Kontrollbereich zu kennzeichnen (C).

33 Lösung B
Die Aufgabenstellung ist etwa anders formuliert als in Frage 32. Zur Begründung siehe dort. Bei einer möglichen Äquivalentdosis von mehr als 0,15 rem pro Jahr bei dauerndem Aufenthalt ist der Bereich als Überwachungsbereich zu kennzeichnen (A).

34 Lösung E
Nach der Strahlenschutzverordnung ist die Maximaldosis für die Extremitäten auf 60 rem festgesetzt. Für die Schilddrüse sind 30 rem (C) und für die Lunge (D) 15 rem zugelassen.

35 Lösung D
5 rem beträgt die maximal zulässige Ganzkörperdosis für beruflich strahlenexponierte Personen (D).

36 Lösung A
Begründung siehe Aufabe 35.

37 Lösung E
Die Tomographie ist ein Verfahren zur scharfen Abbildung verschieden tief gelegener Körperschichten (Schichtaufnahme) (E). Zur Analyse von Bewegungsabläufen dienen Kymographie oder Röntgenkinematographie (D). Kontrastanhebung (C) z.B. durch Streustrahlenraster.

38 Lösung B
Die Schirmbildtechnik wird wegen der geringen Detailerkennung und der relativ hohen Strahlenexposition nur zur Reihenuntersuchung (z.B. des Thorax) großer Bevölkerungsgruppen eingesetzt (B). Sie wird aber nicht routinemäßig zur Lungendurchleuchtung eingesetzt (E).

39 Lösung A
Die großkalibrigen Lymphgefäße am Fußrücken sind am besten zugänglich (A). Bei subcutaner Injektion dringt das Kontrastmittel nicht in die Lymphgefäße ein, weil die Gefäßwände nicht passiert werden können (B).

40 Lösung A
Bei Verdacht auf Perforation im Magen-Darm-Trakt sind bariumhaltige Kontrastmittel kontraindiziert (A). Verwendet werden dann jodhaltige Kontrastmittel (Gastrografin).

41 Lösung C
Kontrastdarstellung der Milzvene und der Vena portae durch (Direktpunktion) der Milz (strenge Indikation) (C). Keine Gefäßpunktion (A,B,D,E).

42 Lösung A
Die Verwendung von Kassetten (Verstärkerfolie + Film) reduziert die Strahlenexposition der Patienten um etwa 1/10 (A). Die Zeichenschärfe wird dadurch verschlechtert (B), während das Streustrahlenraster den Kontrast erhöht (E).

43 Lösung E
Münzförmige Rundschatten mit eventuell multiplem Vorkommen sprechen für Lungenmetastasen (E), nicht ohne weiteres von einem peripheren Lungenkarzinom oder einem tuberkulösen Rundherd unterscheidbar. Streifenschatten finden sich z.B. bei der Lungenfibrose (A), flächige Schatten beim Lungenödem (D).

44 Lösung B
Siehe Aufgabe 43. Hilusverdichtungen kommen z.B. bei Hiluslymphknotenvergrößerungen oder Stauungen im kleinen Kreislauf vor (D).

45 Lösung C
Kennzeichnend ist die nach lateral ansteigende Verschattung des lateralen Sinus phrenicocostalis im p.a.-Röntgenbild (C). (D) zeigt die Verbreiterung und Verschattung des Ober-Mittellappenspaltes beim Interlobärerguß.

46 Lösung B
Gallensteine können im Röntgenbild (evtl. nach Kontrastmittelgabe) gut erkannt werden (B). Sie sind zudem recht häufig, im Gegensatz zu Gallenblasentumoren (C).

47 Lösung A
Aufgrund der engen anatomischen Nachbarschaftslage des Pankreas zum Duodenum ist dieses beim Pankreaskopfcarcinom in seiner Lage verschoben (A).

48 Lösung A
Das Magenulkus bildet eine Nische in der Magenwand, am häufigsten in der kleinen Kurvatur (A). Unterbrechung der Schleimhautfalten (E) findet man beim Magencarcinom.

49 Lösung C
Im Skelett der Hand liegen eine Vielzahl sekundärer Ossifikationszentren vor, welche einen Rückschluß auf den Reifezustand des Gesamtorganismus zulassen (C).

50 Lösung C
Typisches röntgenologisches Zeichen des ausgeprägten Morbus Bechterew ist die Bambusstabwirbelsäule (C). Blockwirbel treten bei der Verschmelzung zweier Wirbelkörper auf (E).

51 Lösung D
Die Tomographie ist durch die scharfe Abbildung von Körperschichten geeignet, den Verdacht auf eine Kaverne zu bestätigen (D).

52 Lösung A
Fett absorbiert die Röntgenstrahlung weniger als das Parenchymgewebe. Die Nierenschatten sind deshalb schon auf einer Abdomenübersichtsaufnahme im Nativröntgenbild abgrenzbar (A).

53 Lösung E
Die Verkalkungen sind durch die Bewegung bei der Durchleuchtung besser zu beurteilen als in der statischen p.a.-Aufnahme (E). Erst wenn die Durchleuchtung keine Klärung über die Mitralklappenverkalkung bringt sind die aufwendigeren Verfahren der Kymographie (C) oder der Cinematographie (D) indiziert.

54 Lösung D
Wandernieren verändern ihre Lage bei stehendem und liegendem Patienten beträchtlich (2 Wirbelkörper) und können durch entsprechende Aufnahmen nachgewiesen werden (D).

55 Lösung D
Seltener angewendetes Verfahren, bevorzugt zum Nachweis von Nebennierentumoren (D), die sich angiographisch schlecht darstellen lassen. Bei Verdacht auf einen Nierentumor wird die Nierenangiographie (A,B) vorgenommen.

56 Lösung E
Die auf einer Leeraufnahme (A) festgestellten intraabdominellen Verkalkungen können erst nach Kontrastmittelgabe, d.h. mittels einer Ausscheidungsurographie, eindeutig topographisch dem Urogenitalsystem zugeordnet werden (E).

57 Lösung A
Siehe Aufgabe 48. Es liegt eine verminderte Peristaltik vor (E). Eine Nische tritt beim Magenulkus auf (B).

58 Lösung A
Wegen der höheren Strahlenbelastung wird die Durchleuchtung erst durchgeführt, wenn die Röntgenaufnahmen in den Standardprojektionen keine Klärung gebracht haben. Wegen des höheren Risikos und Aufwandes folgen Angiokardiographie und Herzkatheterisierung erst zum Schluß des Untersuchungsganges (C,D).

59 Lösung C
Das linksanliegende Seitenbild mit Kontrastdarstellung des Ösophagus dient hauptsächlich der Beurteilung des linken Vorhofs (C) und des linken Ventrikels (D). (B) rechter Ventrikel, (E) Aorta.

60 Lösung A
Die Hypertonie im großen Kreislauf führt zu einer Belastung des linken Ventrikels mit aortenkonfiguriertem Herz (A). (C) zeigt die normalen Verhältnisse, (D) eine Vergrößerung des linken Vorhofes ohne wesentliche Ventrikelbeteiligung (Mitralstenose), (E) mit zusätzlicher Ventrikelbelastung (Mitralinsuffizienz). (B) kann auf eine Überlastung des rechten Ventrikels hindeuten.

61 Lösung E
Eine chronische Lungenstauung führt u.a. zu einem Austritt eisenhaltiger Blutbestandteile (z.B. Erytrocyten) aus den Gefäßen und zu deren Ablagerung im Interstitium (E).

62 Lösung D
Dargestellt ist eine starke Erweiterung des linken Ventrikels wie sie bei Aortenstenose (oder Aorteninsuffizienz auftreten kann (D). Ein Mitralvitium (B) würde sich primär am linken Vorhof darstellen, ein Pulmonalklappenvitium am rechten Ventrikel (C).

63 Lösung D
Mit dem Suppressionstest wird die Ansprechbarkeit des Regelkreises Schilddrüse-Hypophyse durch exogene Zufuhr von Schilddrüsenhormon geprüft (D).

64 Lösung C
Ein warmer Knoten im Schilddrüsenszintigramm kann auf ein kompensiertes autonomes Adenom hinweisen (C). Die differentialdiagnostische Abklärung kann durch weitere nuklearmedizinische Tests erfolgen. (A,B,D,E) fallen als Bereiche mit verminderter Aktivitätseinlagerung (kalte Knoten) im Schilddrüsenszintigramm auf.

65 Lösung C
Der absolute Jodgehalt der Schilddrüse läßt sich mit dem Radiojodtest nicht bestimmen (B). Es lassen sich nur Aussagen über die Jodkinetik machen (C). Form und Größe der Schilddrüse werden aus dem Szintigramm abgelesen (A).

66 Lösung A
Mit dem Radioimmunoassay ist eine sehr genaue Bestimmung der Schilddrüsenhormonspiegel im Blut möglich (A). (C) ist eine rein chemische Bestimmung des eiweißgebundenen Jods im Serum, (D) bestimmt nur die Bindungskapazität und nicht den absoluten Hormonspiegel im Serum.

67 Lösung B
Mit dem T_3-Test wird nur die freie Bindungskapazität der Transportproteine für Schilddrüsenhormone gemessen (B) und keine absolute Hormonkonzentration im Serum (A, C,D).

68 Lösung B
Siehe Aufgabe 67.

69 Lösung E
Die Verdünnungsanalyse mit radioaktiven Indikatoren wird analog zu den konventionellen mit Methoden mit Farbstoffen eingesetzt, z.B. zur Bestimmung des Blutvolumens aus dem Erytrocytenvolumen (durch ^{51}Cr bestimmt) und bekanntem Hämatokrit (E).

70 Lösung E
(A,B,D) werden schon im Körper vollständig absorbiert und können so nicht von außen registriert werden. Gammastrahlen werden dagegen vom Körpergewebe nur wenig absorbiert (E). Charakteristische Röntgenstrahlung (C) spielt keine Rolle.

71 Lösung C
(A) dient z.B. zur Leberszintigraphie, (B) zur Milzszintigraphie und (D) zur Knochenszintigraphie.

72 Lösung C
Es ist relativ schwierig, aus dem Radioisotopennephrogramm quantitative Größen zu bestimmen (B,E). Beurteilt wird die Nierenfunktion immer im Seitenvergleich (C). Die Nierendurchblutung wird mit einer Gammakamera z.B. nach Injektion von ^{133}Xe in die A. renalis (D).

73 Lösung E
Herzinsuffizienz ist kein Symptom, das man beim akuten Strahlensyndrom beobachten kann (E).

74 Lösung D
Strahleninduzierten Diabetes mellitus gibt es nicht (D), alle anderen Schäden sind nachgewiesen (A,B,C,E).

75 Lösung D
Telecuriegeräte erzeugen nur Gammastrahlung (aus ^{60}Co oder ^{137}Cs) und keine Korpuskularstrahlen (A,B,C,E).

76 Lösung B
Mit zunehmendem Alter tritt die Arotea durch fortschreitende Elongation (A) und Wandverdickung (C,D) deutlicher nach rechts hervor (E).

77 Lösung C
(A,B,D,E) sind die Standardaufnahmen. Der a.p. Strahlengang liefert ungünstige Abbildungsbedingungen, weil z.B. das Herz dem Röntgenfilm nicht anliegt und somit vergrößert abgebildet wird (Zentralprojektion).

78 Lösung E
Quecksilberverbindungen sind toxisch (E). (A,D) sind positive Kontrastmittel, (B,C) negative Kontrastmittel.

79 Lösung C
Die perorale Verabreichung von Kontrastmittel zur Untersuchung der Harnwege wird nicht angewendet (C).

80 Lösung C
Zur Diagnose der akuten Glomerulonephritis dienen andere Verfahren, höchstens die chronische Verlaufsform kontrolliert man röntgenologisch (C). Bei Hypertonie wird zur Abklärung der Nierenbeteiligung ein Urogramm angefertigt (E). Bei Steinleiden ist die Untersuchung obligatorisch (D).

81 Lösung B
Die Hauptindikation der Nierenangiographie ist der Tumorverdacht (A). Nierenkonkremente können evtl. schon auf einer Übersichtsaufnahme ohne Kontrastmittel erkannt werden oder spätestens bei der Urographie (B).

82 Lösung D
Durch eine Bronchusstenose (E) kann eine Atelektase (B) induziert werden, welche wiederum durch die fehlende Belüftung zu einem Hochstand des Zwerchfells auf der erkrankten Seite führen kann (A).

83 Lösung B
Die Lungengefäßzeichnung in der Peripherie ist durch die Konfluenz vieler Alveolen zu einer größeren Luftblase vermindert (E). (A) sogenannter Faßthorax.

84 Lösung D
siehe Aufgabe 82.

85 Lösung E
Bei Verdacht auf Perforation werden wasserlösliche Kontrastmittel verwendet (E).

86 Lösung D
Hämosiderotische Ablagerungen sind nur bei chronischer Lungenstauung zu erwarten (D), siehe Aufgabe 61. (A) Infolge akuter Herzinsuffizienz.

87 Lösung D
Ein autonomes Adenom stellt sich als warmer Knoten im Schilddrüsenszintigramm dar (D). Siehe Aufgabe 64.

88 Lösung D
Wegen (A,E) und einer gewissen Störanfälligkeit durch äußere Einflüsse wird der Radiojodtest zunehmend aus der Basisdiagnostik verdrängt (B). Die Jod-Aufnahme ist bei der Hypothyreose vermindert (D).

89 Lösung B
Ermöglicht wird der Nachweis einer Embolie durch die Perfusionsszintigraphie (B), ebenso umgekehrt der Nachweis einer Bronchialobstruktion (C,D).

90 Lösung A
Der Strahlenschutz wird durch die sehr energiereiche Strahlung (1,17 MeV und 1,33 MeV) des Cobalts erschwert (A).

91 Lösung E
Lageanomalie des Colons. Die Lösung ergibt sich aus den anatomischen Lagebeziehungen zwischen Colon, Leber und Zwerchfell.

92 Lösung C
(C) zeigt die typische nach lateral ansteigende Verschattung eines Pleuraergusses.

93 Lösung E
Die Radiokolloide werden vom RES der Leber durch Phagozytose aktiv aufgenommen (E). Damit ist eine Leberszintigraphie möglich.

94 Lösung C
Kapillarblockade (Mikroembolisation) eines Bruchteils der Lungenkapillaren ermöglicht eine Perfusionsszintigraphie der Lungen (C). (A) dient etwa zur Schilddrüsenszintigraphie, (B) zur Skelettszintigraphie. (D) ermöglicht eine Darstellung der Blutgefäße oder des Herzinnenraumes.

95 Lösung C
Es erfolgt keine Bildung von unreifen Spermien, sondern die äußerst strahlensensiblen Spermatogonien werden geschädigt (Aussage 2 falsch).

96 Lösung A
Bei Strahlendosen ab ca. 400 rd muß mit Linsentrübungen (Katarakt) gerechnet werden, wenn keine Vorkehrungen zum Schutz der Augenlinse getroffen werden.

97 Lösung E
Die Wirkung der Strahlung ist bei gleicher Dosis bei Fraktionierung geringer (Aussage 1 falsch) gerade weil Erholungsvorgänge ablaufen (Aussage 2 falsch).

98 Lösung A
Sauerstoff macht die Zellen strahlenempfindlicher (Aussage 1 und 2 richtig) (Sauerstoffeffekt)

99 Lösung A
Nach solch hohen Strahlendosen treten Störungen im Wasser- und Elektrolythaushalt infolge der angegebenen Gründe auf.

100 Lösung C
Nach ca. einer Woche sinkt die Zahl der Thrombocyten (Aussage 1 richtig) weil die Stammzellen im Knochenmark geschädigt sind und keine Thrombocyten nachgebildet werden (Aussage 2 falsch). Die reifen Thrombocyten sind strahlenresistenter.

101 Lösung D
Die Syntheserate der DNA ist nach einer 400 rd -Bestrahlung erniedrigt (Aussage 2 richtig), dadurch kommt es zu einer Verlängerung der S-Phase des Zellzyklus und zu einem Block in der G_2-Phase (Aussage 1 falsch).

102 Lösung A
Das Herz erscheint im Stehen verlängert, wogegen der Herzschatten im Liegen durch Querlagerung breiter ist.

103 Lösung E
Im Liegen wird infolge der veränderten Hämodynamik die Füllung des rechten Herzens erhöht (Aussage 2 falsch). Dadurch verbreitert sich der Herzschatten, besonders des rechten Herzens im Vergleich zum stehenden Patienten (Aussage 1 falsch).

104 Lösung D
Siehe Aufgabe 102 und Aufgabe 103.

105 Lösung C
Mit dem Flächendosisprodukt ist die Dosis (Produkt aus Einfallsdosisleistung und Durchleuchtungszeit) am Eintrittsfeld multipliziert mit der Fläche gemeint. Sie ist maßgeblich für die Strahlenbelastung des Patienten.

106 Lösung D
Die Herabsetzung der DNA-Syntheserate führt zu einer Verlängerung der S-Phase (2). Die Akkumulation der proliferierenden Zellen in der G_2-Phase (1) kommt schon bei relativ niedrigen Strahlendosen vor.

107 Lösung D
Die höchstzulässige Strahlendosis von 5 rem pro Jahr gilt für alle beruflich strahlenexponierten Personen (1,3). Patienten können infolge medizinischer Anwendung radioaktiver Strahlen weit <u>höhere</u> Dosen erhalten.

108 Lösung D
(2) und (3) sind explizit in der Röntgenverordnung enthalten (§§ 24.1 und 22). Bei bestehender Schwangerschaft ist eine Röntgenanwendung zwar nach Möglichkeit zu vermeiden, jedoch ist sie bei strenger ärztlicher oder vitaler Indikation erlaubt.

109 Lösung E
Alle drei Faktoren (1,2,3) tragen zur natürlichen Strahlenexposition des Menschen bei.

110 Lösung E
Alle genannten Faktoren sind für die Strahlenexposition bei Inkorporation eines Radionuklids wichtig. Der Metabolismus (2) des Radionuklids bestimmt die biologische Halbwertszeit. Anreicherung (Konzentrierung) durch spezifische Aufnahme des Nuklids durch bestimmte Organe kann dort zu kritischen Strahlenbelastungen führen (3). Weiterhin von Bedeutung ist Art und Energie der emittierten Strahlung.

111 Lösung E
Siehe Aufgabe 110.

112 Lösung B
Die chemische Toxizität bei Inkorporation ist in Anbetracht der in Frage kommenden Mengen zu vernachlässigen (B).

113 Lösung B
Das Objekt muß dem Film möglichst nah anliegen (3) und soll möglichst weit vom Fokus der Röntgenröhre entfernt sein (2). Daraus ergibt sich auch ein großer Fokus-Film-Abstand (5). Diese Regeln folgen aus dem quadratischen Abstandsgesetz für die Zentralprojektion.

114 Lösung C
Die Gallenblase (1) läßt sich ohne Kontrastmittel in der Regel nicht röntgenologisch abgrenzen, das Pankreas (3) ist röntgenologisch überhaupt nicht direkt darstellbar. Leber, Milz und Nieren sind dagegen auf der Abdomenübersichtsaufnahme meist gut abgrenzbar.

115 Lösung E
Jeder Palpationsbefund oder Inspektionsbefund, der nicht in den normalen Rahmen fällt ist eine Indikation zur Mammographie, evtl. zu weiteren Maßnahmen wie Galaktographie bei (2).

116 Lösung E
(1,2,4) sind typische Zeichen eines vermehrten Luftgehaltes der Lunge z.B. beim Lungenemphysem (siehe auch Aufgabe 83).

117 Lösung D
Ein fehlender Psoasrandschatten kann ein Hinweis auf Tumoren in dem betreffenden Bereich sein.

118 Lösung E
Lufteinstrom in den Pleuraraum (1) führt dort zu einer Druckerhöhung mit Verlagerung des Schattens zur kontralateralen Seite (2) und Tiefstand des Zwerchfells auf der betroffenen Seite (4). Durch das Zusammenziehen der Lunge entsteht eine relative Verdichtung des Lungenparenchyms mit Minderbelüftung (5).

119 Lösung C
In den Projektionen (1,2,5) ist der linke Vorhof randbildend und kann somit gut beurteilt werden.

120 Lösung C
Nur die Vena cava inferior (1) und der rechte Vorhof (2) sind beim normalen Herzen rechts randbildend. Der rechte Ventrikel (3) und der linke Vorhof (5) werden erst bei ausgeprägter Dilatation rechts randbildend.

121 Lösung D
Der rechte Vorhof ist im p.A.-Röntgenbild nicht links randbildend (2), während alle anderen Elemente mehr oder weniger stark die Kontur des linken Herzrandes bestimmen.

122 Lösung B
Ileus (Flüssigkeitsspiegelbildung) (1) und Perforation im Magen-Darm-Trakt (Luftsicheln unter dem Zwerchfell) (3) lassen sich so diagnostizieren.

123 Lösung D
(1,2,3,5) sind typische Zeichen des Bronchialcarcinoms (siehe auch Aufgabe 82).

124 Lösung C
Siehe Aufgabe 76.

125 Lösung D
Eine Pyelonephritis ist im Ausscheidungsurogramm gut zu erkennen, eine Angiographie ist nicht angezeigt (4). Retrograde Pyelographie vornehmlich bei Niereninsuffizienz (3).

126 Lösung B
Die peripheren Bronchien und das Interstitium unterscheiden sich in ihrer Absorption im Normalzustand zu wenig vom Lungenparenchym. Sie geben deshalb keine Schatten im normalen Lungenbild (3). Die sichtbaren Strukturen sind die Gefäße (1,2).

127 Lösung C
Perforation (3), Subileus (2) (Wasserunlöslichkeit) unf Fistel (5) (Gefahr der Aspiration) sind Kontraindikationen für die Verwendung bariumsulfathaltiger Kontrastmittel. Kontrastmittelallergie ist keine absolute Kontraindindikation (4).

128 Lösung A
Das röntgenologische Leitsymptom beim Ileus ist das Auftreten von Flüssigkeitsspiegeln im Darm (1). Subphrenische Luftsicheln treten bei Perforation im Magen-Darm-Trakt auf (2).

129 Lösung C
Diskushernien (1) und raumfordernde Prozesse (2,3) lassen sich durch positive Myelographie mit wasserlöslichen oder öligen Kontrastmitteln nachweisen. Eine Gefäßdarstellung ist mit dieser Methode dagegen nicht möglich (4).

130 Lösung E
Durch die Überblähung der Lunge stehen die Zwerchfelle tief mit flachen Kuppeln und sind wenig beweglich (1,2). Siehe auch Aufgaben 83 und 116.

131 Lösung A
<u>Sichern</u> läßt sich ein Bandscheibenvorfall wegen des fehlenden Kontrastes nur durch eine lumbale Positive Myelographie (siehe Aufgabe 129), und nicht durch Übersichts- oder Schichtaufnahmen (1,2,3,4).

132 Lösung E
Vorherige exogene Jodzufuhr (3,4) unterdrückt die Radiojodspeicherung in der Schilddrüse kompetitiv. Ist das Schilddrüsenparenchym vollständig beseitigt, so kann auch kein Jod mehr aufgenommen werden (2), dagegen kann es nach einer partiellen Gewebeentfernung zu einem gesteigerten Jodumsatz des restlichen Schilddrüsengewebes kommen. Bei Hypothyreose ist die Radiojodspeicherung ebenfalls herabgesetzt (1).

133 Lösung B
Radiokolloide werden durch Phagozytose vom RES der Leber (Kupffersche Sternzellen) aufgenommen (4). Das Auflösungsvermögen bei der Leberszintigraphie liegt bei ca. 3 cm (3). Häufig vermehrte Aktivität im linken Leberlappen und der Milz bei Leberzirrhose (2).

134 Lösung B
Ganzkörperzähler werden zum Nachweis geringer inkorpotierter Aktivitätsmengen im Strahlenschutz (1) und zu Clearancemessungen benutzt (2). (4) ist eine invitro-Methode (RIA).

135 Lösung E
Die Jodisotope unterscheiden sich in ihrem chemischen Verhalten nicht und werden deshalb von der Schilddrüse in gleicher Weise aufgenommen.

SACHWORTREGISTER

Exa-Med

Original-Prüfungsfragen zum GK 2 (2. Auflage)

Klausur 1

zum 1. Abschnitt der ärztlichen Prüfung DM
150 S., 1978 9,80

Original-Klausuren 1978

März/August zum 1. Abschnitt der
ärztlichen Prüfung
mit kommentierten Antworten
184 S., 1979 9,80

Sammelband Original-Prüfungsfragen

zum 1. Abschnitt der ärztlichen Prüfung
348 S., 1979 19,80

In Vorbereitung: GK 2 – Gesamtausgabe

der Original-Prüfungsfragen
zum 1. Abschnitt der ärztlichen Prüfung

Prüfungsfragen mit kommentierten Antworten

Allgemeine Pathologie und Neuropathologie
Pharmakologie und Toxikologie
Pathophysiologie / Pathobiochemie
Medizinische Mikrobiologie
Klinische Chemie
Anamneseerhebung/Krankenuntersuchung

auch gute Skripten u. Taschenbücher müssen nicht teuer sein!

Exa-Med

Antwortkataloge zum GK 2 (2. Aufl.)

	DM
Pathologie und Neuropathologie von Karin Varchmin, 150 S., 1979	9,80
Humangenetik mit 136 Original-Prüfungsfragen von Wolfgang Frank, 180 S., 1978	14,80
Pathophysiologie und Pathobiochemie mit Original-Prüfungsfragen von H.M. Hackenberg, 300 S., 1978	16,80
Pharmakologie und Toxikologie mit Original-Prüfungsfragen von Thomas Küttler, ca. 300 S.	19,80
Pathologie und Neuropathologie mit Original-Prüfungsfragen von Andreas Ferbert, 264 S., 1979	14,80
Anamneseerhebung u. Krankenuntersuchung von D. Neubauer/E. Härtel	19,80
Biomathematik und mediz. Statistik mit Original-Prüfungsfragen von Claus-Dieter Gleitz	10,80
Radiologie mit Original-Prüfungsfragen von Claus-Dieter Gleitz und Joachim Freihorst 164 S., 1979	12,80
Medizinische Mikrobiologie mit Original-Prüfungsfragen von Wolfgang Frank	19,80
Klinische Chemie mit Original-Prüfungsfragen von Karin Hasenöhrl	12,80
Akute Notfälle / Geschichte der Medizin von Wolfgang Frank	

Nur durch ständigen Erfahrungsaustausch können wir unsere Lernzieltexte noch verbessern.
Wir bitten daher um Ihre Mithilfe!

1. Welche Stoffgebiete müssen verbessert werden, da sie den Anforderungen in der Prüfung nicht genügen?

....

....

2. Welche Kapitel sind zu ausführlich dargestellt?

....

....

3. Sollen Abbildungen und Zeichnungen den Text ergänzen?

....

....

4. Finden Sie Aufmachung und Preis angemessen?

....

....

5. Ihre Verbesserungsvorschläge:

....

....

....

....

6. Sind Sie an der Herausgabe von Lernzieltexten oder an der Bearbeitung von Kapiteln prinzipiell interessiert?

....

....

....

7. Sind Sie an der Überarbeitung von Original-multiple-choice-Prüfungsfragen interessiert?

....

....

....

8. Welche Prüfungstexte müßten nach Ihrer Meinung noch unbedingt herausgegeben werden?

....

....

....

....

Name: ....

Sem.: .... Vorklinik/Klinik ....

genaue Anschrift: ....

....

Wir danken Ihnen für die Beantwortung der Fragen und bitten um Einsendung an:

Dr. med. Hartmut Jungjohann
Verlag Jungjohann
6900 Heidelberg und
7107 Neckarsulm
Waldweg 12/1